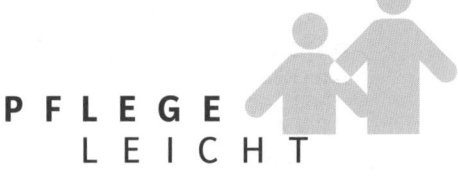

PFLEGE LEICHT

Jutta König

100 Fehler bei der Einstufung von Pflegebedürftigen

und was Sie dagegen tun können

- Grundlagen kennen
- Kompetent vorbereiten
- Fachlich argumentieren

4., aktualisierte Auflage

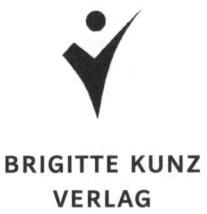

BRIGITTE KUNZ VERLAG

Die Autorin:
Jutta König ist Wirtschaftsdiplombetriebswirtin Gesundheit (VWA), Sachverständige bei verschiedenen Sozialgerichten im Bundesgebiet sowie beim Landessozialgericht in Mainz, Unternehmensberaterin, Dozentin in den Bereichen SGB V, SGB XI, Haftungs- und Betreuungsrecht. Sie ist examinierte Altenpflegerin, arbeitete als Pflegedienst- und Heimleitung.

Bibliografische Information der Deutschen Nationalbibliothek
Die Deutsche Nationalbibliothek verzeichnet diese Publikation in der Deutschen Nationalbibliografie; detaillierte bibliografische Daten sind im Internet über http://dnb.ddb.de abrufbar.

ISBN 978-3-89993-820-3 (Print)
ISBN 978-3-8426-8542-0 (PDF)

© 2014 Schlütersche Verlagsgesellschaft mbH & Co. KG,
Hans-Böckler-Allee 7, 30173 Hannover

Alle Angaben erfolgen ohne jegliche Verpflichtung oder Garantie des Autoren und des Verlages. Für Änderungen und Fehler, die trotz der sorgfältigen Überprüfung aller Angaben nicht völlig auszuschließen sind, kann keinerlei Verantwortung oder Haftung übernommen werden. Alle Rechte vorbehalten. Das Werk ist urheberrechtlich geschützt. Jede Verwertung außerhalb der gesetzlich geregelten Fälle muss vom Verlag schriftlich genehmigt werden. Die im Folgenden verwendeten Personen- und Berufsbezeichnungen stehen immer gleichwertig für beide Geschlechter, auch wenn sie nur in einer Form benannt sind. Ein Markenzeichen kann warenrechtlich geschützt sein, ohne dass dieses besonders gekennzeichnet wurde.

Reihengestaltung: Groothuis, Lohfert, Consorten | glcons.de
Satz: PER Medien+Marketing GmbH, Braunschweig
Druck: Stürtz GmbH, Würzburg

INHALT

Vorwort 8

1   **Das Verfahren** 9
1. Fehler: Annahme, der Antrag müsse einer Form entsprechen 9
2. Fehler: Annahme, die Vordrucke der Kasse seien korrekt 9
3. Fehler: Unrechtmäßiger Antragsteller 12
4. Fehler: Es wird akzeptiert, dass ein Bewohner keinen Antrag stellt 12
5. Fehler: Annahme, nach Antragstellung komme immer
   ein Gutachter 13
6. Fehler: Ein Unberechtigter schreibt den Widerspruch 14
7. Fehler: Der Widerspruch wird nicht begründet 15
8. Fehler: Beim Widerspruch kommt derselbe Gutachter 15
9. Fehler: Das Gutachten wird nicht zusammen
   mit dem Bescheid verschickt 16
10. Fehler: Man unternimmt nichts, wenn der Bescheid auf sich warten
    lässt 16
11. Fehler: Annahme, die Pflegekasse sei immer
    in der Leistungspflicht 17

2   **Die Vorbereitung** 19
12. Fehler: Der Gutachter kommt unangemeldet 19
13. Fehler: Der Zeitpunkt der Begutachtung wird nicht klar geregelt .. 19
14. Fehler: Die Pflegeplanung wurde nicht angepasst 20

3   **Die Minutenwerte** 22
15. Fehler: Annahme, die Minutenwerte seien frei erfunden 22
16. Fehler: Die Minutenwerte werden als verbindlich angesehen 22
17. Fehler: Abweichungen von den Minutenwerten werden nicht
    begründet 23
18. Fehler: Minutenwerte werden falsch interpretiert 25
19. Fehler: Minutenwerte fürs Baden werden als Tageswerte interpretiert 25
20. Fehler: Verrichtungen werden nicht einzeln berechnet 26
21. Fehler: Es wird zwischen Besetzung, Pflegebedarf und Pflegestufe
    verglichen 26

22. Fehler: Individuelle Besonderheiten werden nicht
in die Pflegeplanung aufgenommen 27
23. Fehler: Es wird immer der untere Wert der Pflegeminuten
genommen 28

4   Die Berechnung 29
24. Fehler: Überversorgende Pflege 29
25. Fehler: Annahme, alle Wünsche müssten respektiert werden 29
26. Fehler: Der Gutachter zweifelt die Häufigkeit der Toilettengänge an 30
27. Fehler: Der Gutachter gibt Obergrenzen für Verrichtungen an 31
28. Fehler: Toilettengang und -training werden gleichgesetzt 31
29. Fehler: Eine Anleitung wird nicht berechnet 32
30. Fehler: Annahme, die Minutenwerte sinken mit der Art
der Übernahme 33
31. Fehler: Eine Beaufsichtigung wird nicht berechnet 34

5   Die Begutachtung 36
32. Fehler: Pflegepersonen/-kräfte halten sich
bei der Begutachtung im Hintergrund 36
33. Fehler: Ein Pflegebedarf wird vorgetäuscht 37
34. Fehler: Der Pflegebedürftige wird »präpariert« 38
35. Fehler: Der Zeitpunkt der Begutachtung wird beliebig gewählt ... 38
36. Fehler: Der Ort der Begutachtung wird falsch gewählt 39
37. Fehler: Die Rolle der Kleidung wird unterschätzt 40
38. Fehler: Das Zimmer wird »präpariert« 41
39. Fehler: Essen und Trinken werden während der Begutachtung
vermieden 42
40. Fehler: Der Gutachter geht allein zum Pflegebedürftigen 42
41. Fehler: Es findet keine Eilbegutachtung statt 43
42. Fehler: Unterstellungen des Gutachters werden hingenommen ... 45
43. Fehler: Krankheitsbedingte Pflegemaßnahmen werden nicht
berücksichtigt 46
44. Fehler: Ein Kompressionsverband wird nicht berechnet 47
45. Fehler: Erschwernisfaktoren werden nicht berücksichtigt 49
46. Fehler: Bei psychisch Kranken werden Besonderheiten nicht
berechnet 51

| 6 | Anrechenbarer Hilfebedarf | 54 |

47. Fehler: Maßnahmen erfolgen gegen den Willen des Pflegebedürftigen ... 54
48. Fehler: Individuelle Bedürfnisse bleiben unberücksichtigt ... 55
49. Fehler: Nicht täglich wiederkehrender Hilfebedarf wird nicht berücksichtigt ... 56
50. Fehler: Auch der Hilfebedarf außerhalb der Grundpflege wird berechnet ... 57
51. Fehler: Was nicht bezahlt wird, wird auch nicht durchgeführt ... 57
52. Fehler: Für den Bedarf zweier Pflegekräfte wird die Zeit nicht verdoppelt ... 58
53. Fehler: Entweder wird das Wasserlassen oder der Inkontinenzproduktwechsel berechnet ... 59
54. Fehler: Annahme, mehr als 5 Toilettengänge bzw. Inkontinenzproduktwechsel pro Tag würden nicht angerechnet ... 60
55. Fehler: Annahme, die Unterkörperpflege sei beim Inkontinenzproduktwechsel bereits inbegriffen ... 61
56. Fehler: Die Aktivierung wird nicht berechnet ... 62
57. Fehler: Prophylaxen werden automatisch mit berechnet ... 63
58. Fehler: Annahme, es gäbe keine Hilfe beim Verlassen der Wohnung, insbesondere in einem Heim ... 65
59. Fehler: Der Gutachter behauptet, Sondenkost und orale Nahrungsaufnahme zusammen seien nicht möglich ... 67
60. Fehler: Annahme, eine Rasur müsse immer berechnet werden ... 68
61. Fehler: Rasur eines Damenbarts wird nicht angerechnet ... 69
62. Fehler: Beruhigende Gespräche bleiben unberücksichtigt ... 69
63. Fehler: Gehen wird als Grundbedürfnis angesehen und daher als anrechenbar ... 71
64. Fehler: Annahme, eine nächtliche Verrichtungen zählt nur, wenn sie ständig anfällt ... 72

| 7 | Begrifflichkeiten | 74 |

65. Fehler: Hilfebedarf und Leistung werden verwechselt ... 74
66. Fehler: Der Begriff »selbstständig« wird falsch verwendet ... 75
67. Fehler: Der Begriff »Unterstützung« wird falsch verwendet ... 76
68. Fehler: Der Begriff »Anleitung« wird falsch verwendet ... 77
69. Fehler: Der Begriff »teilweise Übernahme« wird falsch verwendet ... 78

70. Fehler: Der Begriff »Transfer« wird falsch verwendet 79
71. Fehler: Der Begriff »mundgerechte Zubereitung« wird falsch verwendet 80
72. Fehler: Der Begriff »Hilfe bei der Nahrungsaufnahme« wird falsch verwendet 81
73. Fehler: Der Begriff »Inkontinenzproduktwechsel« wird falsch verwendet 82
74. Fehler: Der Begriff »Intimpflege« wird falsch verwendet 84
75. Fehler: Der Begriff »Wohnung« wird falsch verwendet 85
76. Fehler: Der Begriff »Gehen« wird falsch verwendet 86
77. Fehler: Der Begriff »Teilkörperwäsche« wird falsch verwendet 87

8 Pflegedokumentation 89
78. Fehler: Diagnosen werden nicht sortiert und gewichtet 89
79. Fehler: Der Leistungsnachweis wird zur Ermittlung des Hilfebedarfs herangezogen 90
80. Fehler: Die Pflegedokumentation wird nicht angeschaut 91
81. Fehler: Die Pflegeplanung wird nicht gewürdigt 92
82. Fehler: Die Pflegedokumentation wird angezweifelt 92
83. Fehler: Die Pflegedokumentation wird nicht ordnungsgemäß geführt 93

9 Das Gutachten 95
84. Fehler: Annahme, man habe ein Recht auf das Gutachten 95
85. Fehler: Annahme, man könne sich einfach als Pflegeperson eintragen lassen 95
86. Fehler: Annahme, es gäbe keine Rehabilitation für Pflegebedürftige 96
87. Fehler: Hilfsmittel sind bei der Einstufung kein Thema 97
88. Fehler: Leistungen für Menschen mit eingeschränkter Alltagskompetenz werden separat geprüft 99

10 Denk- und Merkwürdiges 100
89. Fehler: Annahme, die Begutachtungs-Richtlinien seien nicht erhältlich 100
90. Fehler: Der Gutachter äußert sich zur Pflegestufe 100
91. Fehler: Annahme, wer körperlich fit ist, bekäme keine Pflegestufe 101

92. Fehler: Annahme, Sondenkost verhindere die Stufe III 102
93. Fehler: Annahme, ein Katheter verhindere die Stufe III 103
94. Fehler: Annahme, ein Rollstuhlfahrer müsse mindestens in Stufe I eingestuft werden 104
95. Fehler: Annahme, eine Härtefallregelung gäbe es nur für Menschen im Wachkoma 105
96. Fehler: Annahme, es gäbe unterschiedliche Regelungen beim MDK 107
97. Fehler: Annahme, Menschen mit Demenz seien kein Härtefall ... 108
98. Fehler: Pflegebedürftige erwarten umfassende Serviceleistungen . 109
99. Fehler: Annahme, Menschen mit Demenz werden schlechter eingestuft als andere 110
100. Fehler: Annahme, alle Gutachter seien kompetent 112

Literatur 115

Register 116

VORWORT

Ich freue mich, Ihnen dieses Buch zu präsentieren, denn all die strittigen Punkte und Diskussionen rund um das Thema Einstufung und Begutachtung von Pflegebedürftigen sind mir schon lange ein Anliegen. Dieses Büchlein kann zwar keine korrekte Einstufung garantieren, aber es soll Ihnen zeigen, welche Gesamtzusammenhänge es gibt, welche Notwendigkeiten und Erfordernisse sowie welche Rechte und Pflichten die Pflegebedürftigen haben.

Ziel dieses Buches ist es, die Einstufung besser vorzubereiten (denn das ist bereits die halbe Miete), die häufigsten Fehler bei der Begutachtung und Dokumentation aufzuzeigen sowie zu verdeutlichen, welche weiteren Fehler im Einstufungsmanagement und -verfahren unterlaufen.

Betrachtet man die Entwicklung der Pflegestufen in den vergangenen Jahren, so ist die Anzahl der Menschen mit Pflegestufe II und III seit 2001 kontinuierlich rückläufig. Es mag sein, dass die Pflegebedürftigen fitter werden; es ist auch möglich, dass die Aktivierungserfolge in der Pflege fruchten. Aber ist es das allein? Vielleicht stellen auch Sie beim Lesen fest, dass Ihnen der ein oder andere Fehler bekannt vorkommt und auch schon unterlaufen ist.

Dieses Buch soll Ihnen helfen, Einstufungen möglichst fehlerfrei, objektiv und korrekt zu ermöglichen. Denn es gibt keine guten und schlechten Pflegestufen, sondern nur korrekte und nicht korrekte.

Wiesbaden, im Mai 2014   Jutta König

1 DAS VERFAHREN

1. Fehler: Annahme, der Antrag müsse einer Form entsprechen

Kein Antrag auf Leistungen der Pflegeversicherung bedarf einer bestimmten Form. Man kann also schreiben, wie man will. Hauptsache, es wird klar, was man möchte. So kann der Antrag lauten: »Ich bitte um Einstufung.« oder: »Ich bitte um Feststellung meiner Pflegestufe.« oder: »Ich bitte um Feststellung der Pflegebedürftigkeit«. Oder formvollendet: »Hiermit bitte ich um Feststellung der Pflegebedürftigkeit im Sinne des SGB XI.«

Evtl. kommt auf dieses Schreiben hin ein Formvordruck der Pflegekasse, der vor der Begutachtung ausgefüllt werden soll (vgl. 2. Fehler).

2. Fehler: Annahme, die Vordrucke der Kasse seien korrekt

Die Vordrucke der Pflegekasse sind auszufüllen, denn der Versicherte hat eine Mitwirkungspflicht. Nicht die Pflegeeinrichtung, sondern der Antragsteller! Bei den Vordrucken sollten Sie aber genau hinsehen. Einige Formulare sind bei der Auflistung der pflegerischen Verrichtungen unvollständig. Das muss kein böser Wille sein, aber evtl. wird das, was auf dem Vordruck fehlt, später auch nicht berechnet. Schließlich hatten Sie diese Hilfe bei der Antragstellung nicht angegeben.

Gelegentlich werden irreführende Fragen gestellt, die einen Hilfebedarf nicht korrekt abbilden lassen. Lautet beispielsweise die Frage: »Wird dem Pflegebedürftigen das Essen gereicht?«, zielt das nur auf die Hilfeart der vollständigen Übernahme der Verrichtung ab. Andere Hilfearten, wie Anleitung und Beaufsichtigung, die mitunter einen höheren Hilfebedarf als ein Essenreichen darstellen, bleiben außer Betracht. Diese Frage lässt also die anderen Hilfearten außen vor und das ist grundsätzlich nicht korrekt.

Tabelle 1 stellt alle anrechenbaren Verrichtungen dar, inklusive der Hilfearten und Zeitorientierungswerte (auch »Minuten« genannt) als Richtwerte aus den Begutachtungs-Richtlinien (BRi). Alle diese Verrichtungen sind einzeln anrechenbar. Was nicht aufgeführt ist, wird auch nicht berücksichtigt.

Tabelle 1: Anrechenbare Verrichtungen

Versicherter benötigt Hilfe bei:	Minuten	Hilfeart	Häufigkeit
Körperpflege		Anleitung Beaufsichtigung Unterstützung Teilübernahme Vollständige Übernahme	Hilfebedarf pro Tag und pro Woche
Ganzkörperwäsche	20–25		
Oberkörperwäsche	8–10		
Unterkörperwäsche	12–15		
Gesicht und Hände	1–2		
Duschen	15–20		
Baden	20–25		
Zahnpflege	5		
Kämmen	1–3		
Rasur	5–10		
Haare waschen (außerhalb von Bad/Dusche)	individuell		
Ausscheiden			
Wasserlassen	2–3		
Stuhlgang	3–6		
Richten der Kleidung	2		
Wechsel von Inkontinenzprodukt nach Urin	4–6		
Wechsel von Inkontinenzprodukt nach Stuhl	7–10		
Wechsel kleiner Vorlagen	1–2		
Wechsel/Entleeren des Urinbeutels	2–3		
Wechsel/Entleeren des Stomabeutels	3–4		

Versicherter benötigt Hilfe bei:	Minuten	Hilfeart	Häufigkeit
Ernährung			
Mundgerechte Zubereitung (auch Getränke eingießen)	2–3		
Nahrungsaufnahme oral (auch Trinken)	15–20		
Nahrungsaufnahme per Sonde	20		
Zwischenmahlzeit jeweils anteilig			
Mobilität			
Aufstehen/Zubettgehen	1–2		
Umlagern	2–3		
Ankleiden Gesamtkörper	8–10		
Ankleiden Oberkörper	5–6		
Ankleiden Unterkörper	5–6		
Entkleiden Gesamtkörper	4–6		
Entkleiden Oberkörper	2–3		
Entkleiden Unterkörper	2–3		
Gehen/Treppensteigen	individuell		
Stehen (Transfer)	1		
Verlassen/Wiederaufsuchen der Wohnung/Pflegeeinrichtung			
Hauswirtschaft	individuell		
Beheizen der Wohnung	individuell		
Einkaufen	individuell		
Reinigen der Wohnung	individuell		
Wäsche waschen	individuell		
Buügeln	individuell		
Zubereitung von Mahlzeiten	individuell		

3. Fehler: Unrechtmäßiger Antragsteller

Immer wieder gehen Anträge bei den Pflegekassen ein, die nicht rechtmäßig unterzeichnet sind. So unterschreibt die Tochter für den Vater, die Nichte für die Tante, die Freundin für eine Bekannte, die Pflegeeinrichtung für den Pflegebedürftigen. Das ist nicht korrekt und könnte angefochten werden.

Unterschriftsberechtigt sind nur folgende Personen:
- Versicherter
- Bevollmächtigter des Versicherten (schriftlich)
- Gesetzlich bestellter Betreuer des Versicherten (Fürsorge Gesundheit)
- Pflegeperson im häuslichen Bereich (wird von den meisten Kassen akzeptiert)

Sollte jetzt jemand aus dem pflegerischen Bereich einer stationären Einrichtung denken: »Na prima, dann lassen wir uns eben von jedem Bewohner eine Vollmacht geben«, so muss er sich evtl. fragen lassen, ob man bei einem Interessenskonflikt überhaupt eine Vollmacht einholen kann. Schließlich hat der Bewohner das Interesse, das Heimentgelt gering zu halten, also in einer niedrigen Stufe zu bleiben. Das Heim hingegen möchte evtl. eine höhere Pflegestufe, denn die bedeutet auch ein höheres Heimentgelt.

Wer bei der Antragstellung keine Fehler machen möchte, sollte immer den genannten berechtigten Personenkreis beachten. Das heißt natürlich nicht, dass eine stationäre Einrichtung bei einer veränderten Pflegesituation untätig bleiben muss (vgl. 4. Fehler).

4. Fehler: Es wird akzeptiert, dass ein Bewohner keinen Antrag stellt

Jede Leitung einer stationären Pflegeeinrichtung kennt sicher diese Situation: Die Pflegesituation des Bewohners hat sich deutlich verändert, man bittet den Bewohner (oder seinen Bevollmächtigten/Betreuer) einen Höherstufungsantrag zu stellen. Aber dieser weigert sich. Bis 2002 konnte die Einrichtungsleitung hier nur um die Einsicht und die Mitwirkung des Bewohners bitten, hatte aber sonst keinerlei Handhabe. Seit dem 1. Januar 2002 schaffte die Änderung im SGB XI eine Änderung: Gemäß § 87a Abs. 2 hat das Heim seither eine Möglichkeit, Einfluss zu nehmen.

Ist der Pflegebedarf so hoch, dass der Pflegebedürftige einer höheren Pflegestufe zuzuordnen ist, so ist der Pflegebedürftige verpflichtet, einen Antrag zur Begutachtung zu stellen. Der Heimträger hat den Heimbewohner schriftlich aufzufordern. Die Aufforderung muss begründet werden und ist an den zuständigen Sozialhilfeträger und die zuständige Pflegekasse weiterzuleiten.

Weigert sich der Bewohner dennoch, einen Antrag zu stellen, so ist das Heim berechtigt, »ab dem ersten Tag des zweiten Monats nach der Aufforderung vorläufig den Pflegesatz nach der nächsthöheren Pflegestufe« (§ 87 Abs. 2 SGB XI) zu berechnen.

Beispiel: Wird der Heimbewohner, bisher in Stufe I, am 20. Juni aufgefordert, einen Antrag zu stellen, so wäre das Heim bei Weigerung berechtigt, ab dem 1. August das Heimentgelt nach Pflegestufe II zu berechnen.

Der Sozialhilfeträger wird aber auch dann kein höheres Heimentgelt bezahlen. Denn die Höhe des zu zahlenden Betrages richtet sich beim Sozialhilfeträger immer nur nach dem Bescheid der Pflegekasse.

Wenn der MDK nach einer höheren Berechnung die Voraussetzungen für eine höhere Pflegestufe nicht bestätigt, muss die Einrichtung das zu Unrecht berechnete Heimentgelt mit 5 % Verzinsung zurückzahlen.

> **Hinweis**
>
> Mit § 87 Abs. 2 SGB XI hat jede Einrichtung ein probates Mittel gegen die permanente Weigerung mancher Bewohner (oder deren Vertreter). Aber gleichzeitig ist darauf zu achten, dass jede Aufforderung und jede Zuordnung zu einer höheren Pflegestufe auch tatsächlich gerechtfertigt und die Begutachtung gut vorbereitet sein muss.

5. Fehler: Annahme, nach Antragstellung komme immer ein Gutachter

Jeder, der einen Antrag stellt, erwartet, dass binnen einer gewissen Frist ein Gutachter auftaucht. Aber das ist weder gesetzlich vorgeschrieben noch in den Begutachtungs-Richtlinien als erforderlich beschrieben.

Gemäß Begutachtungs-Richtlinien (S. 120, G 1.2) gilt: »Gutachten nach Aktenlage können in Fällen erstellt werden, in denen eine persönliche Untersuchung des Antragstellers im Wohnbereich
- **nicht möglich ist** (insbesondere, wenn der Antragsteller vor der persönlichen Befunderhebung verstorben ist).
- **im Einzelfall nicht zumutbar ist** (z. B. ggf. bei stationärer Hospizversorgung, ambulanter Palliativpflege).«

An anderer Stelle der Begutachtungs-Richtlinien (S. 20, C 2.3) heißt es:
»Wenn ausnahmsweise bereits aufgrund einer eindeutigen Aktenlage feststeht,
- ob die Voraussetzungen der Pflegebedürftigkeit erfüllt sind,
- welche Pflegestufe vorliegt
- ob und ggf. in welchem Maße eine erheblich eingeschränkte Alltagskompetenz vorliegt und
- ob und in welchem Umfang geeignete therapeutische bzw. rehabilitative Leistungen in Betracht kommen,

kann die Begutachtung des Antragstellers bzw. Pflegebedürftigen im Wohnbereich unterbleiben.«

6. Fehler: Ein Unberechtigter schreibt den Widerspruch

Wie bei der Antragstellung (vgl. 3. Fehler) gilt auch beim Widerspruch, dass die Interessen des Versicherten zu schützen sind. Auch hier sollte nicht die Pflegeeinrichtung den Widerspruch formulieren. Berechtigt sind nur folgende Personen:
- Versicherter
- Bevollmächtigter des Versicherten (schriftlich)
- Gesetzlich bestellter Betreuer des Versicherten
- Pflegeperson im häuslichen Bereich (wird von den meisten Kassen akzeptiert)

7. Fehler: Der Widerspruch wird nicht begründet

Wenn der Bescheid der Pflegekasse eingeht und man damit nicht einverstanden ist, so ist der Versicherte (sein Betreuer/Bevollmächtigter) berechtigt, binnen der im Bescheid genannten Frist (in der Regel 28 Tage) zu widersprechen. Dieser Widerspruch sollte immer begründet werden.

Dieser Widerspruch kann – wie der Antrag auch – formlos geschehen, z. B.: »Hiermit widerspreche ich dem Bescheid vom 15. Januar 2014.«

Jeder Antragsteller hat das Recht auf sein Gutachten (vgl. 9. Fehler). Aus diesem Gutachten muss dann die Begründung abgeleitet werden. Hierzu sollte das Gutachten aufmerksam gelesen werden. Dort findet man unter der Punkt 4 die angerechneten Hilfen, die Hilfearten sowie die Häufigkeit und die Minutenwerte. Steht beispielsweise unter 4.1 für das Kämmen nur »1x täglich ein Hilfebedarf« kann das falsch sein, wenn der Pflegebedürftige einen Mittagsschlaf hält und danach erneut gekämmt werden muss. Oder das Gutachten sieht beim Hilfebedarf der Ernährung nur 3x täglich, dann hat der Gutachter vermutlich den Hilfebedarf beim Trinken zwischen den Mahlzeiten (ca. 6x täglich) vergessen.

> **Hinweis**
>
> Überprüfen Sie jede aufgeführte Tätigkeit im Gutachten hinsichtlich der Häufigkeit und des Zeitfaktors. Stimmt die Angabe des Gutachters mit dem tatsächlichen Hilfebedarf nicht überein, sollten Sie dies im Widerspruch darlegen.

8. Fehler: Beim Widerspruch kommt derselbe Gutachter

In der Praxis höre ich immer wieder davon, dass bei einem Widerspruch erneut derselbe Gutachter gekommen sei. Aber das kann nicht sein. Ein Gutachter, mit dessen Gutachten man nicht einverstanden war, wird auch beim zweiten Begutachten nicht anders agieren. Warum sollte er plötzlich zu einem anderen Ergebnis kommen, warum sollte er mehr berechnen als vorher, mehr Minuten oder einen höheren Bedarf oder anderes mehr? Das wäre äußerst unlogisch und auch für die anderen Beteiligten nicht nachvollziehbar.

Neben diesem logischen Grund gibt es allerdings einen viel triftigeren Grund dafür, dass der gleiche Gutachter nicht auch die zweite Begutachtung durchführt: Die Begutachtungs-Richtlinien haben es anders geregelt (S. 24, C 2.8.3): »Revidieren die Erstgutachter ihre Entscheidung nicht, ist das Zweitgutachten nach den unter Punkt C 2.2.1 ›Festlegung der den Besuch durchführenden Person/en‹ beschriebenen Kriterien von einem anderen Arzt und/oder einer anderen Pflegefachkraft zu erstellen. Die Widerspruchsbegutachtung hat ebenfalls in häuslicher Umgebung bzw. in der vollstationären Pflegeeinrichtung stattzufinden, es sei denn, dass in dem Erstgutachten die Pflegesituation ausreichend dargestellt wurde. Dies ist im Zweitgutachten unter Würdigung des Widerspruchs detailliert zu begründen.« Die Betonung sollte hier auf das Wort »anderen« gelegt werden.

9. Fehler: Das Gutachten wird nicht zusammen mit dem Bescheid verschickt

In den Begutachtungs-Richtlinien ist das Pflege-Neuausrichtungsgesetz eingearbeitet, das zum 01.01.2013 in Kraft trat. So heißt es auf S. 27: »Der Gutachter klärt den Versicherten, dessen Angehörige und Lebenspartner darüber auf, dass ein Anspruch auf Übermittlung des MDK-Gutachtens besteht und teilt der Pflegekasse mit, ob der Versicherte die Zusendung des Gutachtens wünscht.« Der Gutachter hat diesen Wunsch dann in seinem Gutachten per Ankreuzverfahren zu vermerken. Es wäre allerdings interessant zu erfahren, wie viele Gutachter dieser Aufklärungspflicht nicht nachkommen.

10. Fehler: Man unternimmt nichts, wenn der Bescheid auf sich warten lässt

Gemäß § 18 Abs. 3 SGB XI sind die Kassen verpflichtet, binnen fünf Wochen nach Antragstellung den Bescheid zu erteilen: »Dem Antragsteller ist spätestens fünf Wochen nach Eingang des Antrags bei der zuständigen Pflegekasse die Entscheidung der Pflegekasse schriftlich mitzuteilen.«

In den Begutachtungs-Richtlinien steht auf S. 24 (C 3) etwas abgewandelter Form: »Im Regelfall ist dem Antragsteller spätestens fünf Wochen nach Eingang des Antrags bei der zuständigen Pflegekasse die Entscheidung der Pflegekasse schriftlich mitzuteilen.«

Klar ist, das Gesetz gibt die Regelung vor, nicht die Kassen. Der Gesetzgeber hat zudem eine Strafe für die Überziehung eingebaut. So erhält ein Antragsteller im ambulanten Bereich für jede angefangene Woche Überschreitung € 70,–. Stationär gibt es dieses Geld nur, wenn der Bewohner noch keine Pflegestufe hat. § 18 Abs. 3b SGB XI regelt dies wie folgt: »Erteilt die Pflegekasse den schriftlichen Bescheid über den Antrag nicht innerhalb von fünf Wochen nach Eingang des Antrags oder wird eine der in Absatz 3 genannten verkürzten Begutachtungsfristen nicht eingehalten, hat die Pflegekasse nach Fristablauf für jede begonnene Woche der Fristüberschreitung unverzüglich € 70,– an den Antragsteller zu zahlen. Dies gilt nicht, wenn die Pflegekasse die Verzögerung nicht zu vertreten hat oder wenn sich der Antragsteller in stationärer Pflege befindet und bereits als mindestens erheblich pflegebedürftig (mindestens Pflegestufe I) anerkannt ist.«

> **Hinweis**
>
> Warten Sie nicht, bis die Pflegekasse sich meldet. Werden Sie aktiv und weisen Sie die Kasse auf § 18 Abs. 3 und 3 b SGB XI hin.

11. Fehler: Annahme, die Pflegekasse sei immer in der Leistungspflicht

Wer vom MDK-Gutachter begutachtet wurde, ist zwar möglicherweise pflegebedürftig im Sinne des Gesetzes, aber er erhält nicht automatisch Leistungen aus der Pflegekasse. Die Pflegeversicherung funktioniert nach dem Nachrangigkeitsprinzip. Das bedeutet, dass es möglicherweise andere Kostenträger für die Übernahme der pflegerelevanten Kosten gibt: Unfallversicherung, Berufsgenossenschaft oder das Versorgungsamt.

Ist ein Mensch pflegebedürftig aufgrund eines sogenannten Versorgungsleidens (z. B. Kriegsversehrter), so ist die Pflegekasse nicht leistungspflichtig. Ebenfalls nicht leistungspflichtig ist die Pflegekasse, wenn der

Versicherte aufgrund einer Berufskrankheit pflegebedürftig wird. Zwar werden immer weniger Menschen aufgrund greifender Arbeitsschutzbestimmungen in der Ausübung ihres Berufes krank, aber die Chance, dass Menschen, die einen gefährlichen Beruf ausüben, pflegebedürftig werden, ist nach wie vor gegeben. Zum Beispiel: Ein Förster wird von einer Zecke gebissen und leidet fortan unter Zeckenborreliose oder Zeckenenzephalitis.

Und zu guter Letzt ist die Pflegeversicherung nicht in der Leistungspflicht, wenn die Pflegebedürftigkeit die Folge eines Unfalls ist. Dann ist entweder der Unfallverursacher in der Leistungspflicht oder aber der Versicherte und Pflegebedürftige hat eine Unfallversicherung, die greift.

Wer also einen Antrag bei der Pflegekasse stellt und auch eine Begutachtung erhält, ist noch lange kein Fall für die Pflegeversicherung. Die Kasse und/oder der MDK fragt die Ursache der Pflegebedürftigkeit ab und sollte einer der oben genannten Gründe wesentliche Ursache für eine Pflegebedürftigkeit sein, so wird die Pflegekasse keine Leistungen einbringen. Zu guter Letzt ist die Pflegekasse auch dann nicht zuständig, wenn die Vorversicherungszeit von fünf Jahren nicht erfüllt ist. D. h.: Ein Versicherter muss fünf Jahre Pflichtversicherung nachweisen, ehe er auf eine Leistung hoffen darf.

2 DIE VORBEREITUNG

12. Fehler: Der Gutachter kommt unangemeldet

Immer wieder höre ich von Pflegekräften, dass die Gutachter des MDK ohne Ankündigung vor der Tür stehen. Oder der Gutachter ist im Pflegeheim für drei Begutachtungen angemeldet und hat eine vierte in der Tasche. Das sollten Sie auf keinen Fall hinnehmen, denn keine Begutachtung sollte unangemeldet begangen werden. Nicht nur, dass man die Pflegedokumentation auf Aktualität hin überprüfen muss. Nein, es muss auch beachtet werden, wie der Pflegebedürftige mit seinem Hilfebedarf dargestellt wird.

Gemäß aktuellen Begutachtungs-Richtlinien (S. 19, C 2.2.2) muss der Besuch rechtzeitig angekündigt oder vereinbart werden: »Der Besuch wird rechtzeitig angekündigt oder vereinbart.« Eine rechtzeitige Ankündigung umfasst alles, was auf dem Postweg noch zugestellt werden kann. Eine Vereinbarung bedeutet, dass der MDK oder der Gutachter den Pflegebedürftigen (oder den Leistungserbringer) telefonisch kontaktiert. Eine Vereinbarung ist jedoch eine zweiseitige Willenserklärung. Das bedeutet, dass ein Gutachter nicht ohne Rücksprache einfach vor der Tür stehen kann. Es bedeutet auch nicht, dass man sich unter Druck setzen lassen sollte mit den Worten: »Dann müssen Sie aber warten, bis ich wiederkomme.« Dass man noch warten muss, bis der Gutachter erneut und angemeldet wiederkommt, ist kein Nachteil. Denn wird die Pflegestufe von der Pflegekasse bestätigt, so geschieht dies rückwirkend zum Zeitpunkt der Antragstellung.

13. Fehler: Der Zeitpunkt der Begutachtung wird nicht klar geregelt

Das Schreiben des MDK kommt ins Haus und lautet wie folgt: »Die Begutachtung erfolgt zwischen 8.00 und 16.00 Uhr«. Die meisten Pflegepersonen bleiben also an diesem Tag zu Hause und warten ab, bis der Gutachter kommt.

Die Pflegekräfte im Pflegeheim nehmen das Schreiben ebenfalls zur Kenntnis, sie sind ja ohnehin vor Ort. Doch in den Begutachtungs-Richtlinien (S. 19, C 2.2.2) heißt es klar und eindeutig: »Dem Antragsteller sind das vorgesehene Datum der Begutachtung mit einem Zeitfenster von max. 2 Stunden, die voraussichtliche Dauer der Begutachtung, der Name des Gutachters sowie Grund und Art der Begutachtung mitzuteilen.«

Beziehen Sie also eindeutig Stellung. Wenn der MDK-Mitarbeiter weder die Uhrzeit eingrenzt, noch Zugeständnisse macht oder per Anruf seinen Besuch vorher ankündigt, müssen Sie ihm deutlich machen, dass er Gutachter keine Garantie hat, gleich bedient zu werden. Dann muss er eben bei einer Tasse Kaffee warten, bis die Pflegekraft ihn zum Pflegebedürftigen begleitet, wenn sie Zeit hat oder der Bewohner bereit ist.

Hinweis

Lassen sie sich nicht unter Druck setzen oder einschüchtern. Die Begutachtung muss angekündigt oder vereinbart werden und das Zeitfenster von zwei Stunden ist einzuhalten. Im Übrigen hat der Pflegebedürftige das Recht, eine Person seines Vertrauens bei der Begutachtung dabeizuhaben (vgl. 40. Fehler).

14. Fehler: Die Pflegeplanung wurde nicht angepasst

Alle Aussagen einer an der Begutachtung beteiligten Person sollten sich auch genauso in der Pflegeplanung wiederfinden. Wie sonst soll ein Gutachter das, was er gerade zu hören bekommt, glauben, wenn sich davon nichts in der Pflegeplanung wiederfindet?

Zwei Beispiele:
1. Die Pflegeperson/-kraft berichtet, der Pflegebedürftige würde mit seiner Ausscheidung hantieren. Wenn in der Pflegeplanung lediglich steht: »Ist harn- und stuhlinkontinent«, so ist das für den Gutachter wenig glaubwürdig.
2. Es wird erzählt, der Pflegebedürftige würde morgens im Badezimmer alles tun, nur nicht das, was er dort sollte, nämlich sich waschen. Steht nun in der Pflegeplanung lapidar: »Benötigt Hilfe beim Waschen«, so ist das keinesfalls ausreichend und für den Gutachter nicht nachvollziehbar.

Es geht aber um aktivierende Pflege und die »… hat einen nachvollziehbaren Pflegeprozess zur Voraussetzung, der sich in der Pflegedokumentation widerspiegeln muss«, heißt es in den Begutachtungs-Richtlinien (S. 51). Außerdem ist es nun einmal so, »dass insbesondere der vom Gutachter festgestellte Zeitaufwand häufig nur durch eine Begründung transparent und für die Pflegekasse nachvollziehbar wird«, heißt es an anderer Stelle (S. 112). Fremdbefunde, und dazu gehört die Pflegeplanung, sind für das Gutachten zu prüfen und auszuwerten (S. 31 ff.).

Hinweis

Pflegedokumentation und -planung sind wesentliche Schlüssel zur Darlegung des Hilfebedarfs, der Häufigkeit und der Besonderheiten in der individuellen Versichertensituation.

3 DIE MINUTENWERTE

15. Fehler: Annahme, die Minutenwerte seien frei erfunden

Bei Fortbildungen wird gern über die Minuten aus den Begutachtungs-Richtlinien diskutiert. Manche Teilnehmer kommen zu dem Schluss, dass diese Zeitorientierungswerte (hier im Folgenden der Verständlichkeit halber »Minutenwerte« genannt), wohl frei erfunden wurden. Aber gemäß der heute gültigen Begutachtungs-Richtlinien (S. 66) beruhen die Zeitorientierungswerte »auf der mehrjährigen Gutachtertätigkeit erfahrener Pflegefachkräfte und Sozialmediziner. In die Festlegung der Zeitorientierungswerte sind Erkenntnisse aus ca. 3. Mio. Begutachtungen nach dem SGB XI eingeflossen.«

Dass die Zeitorientierungswerte der alten Begutachtungs-Richtlinien schlicht übernommen wurden, spricht wohl dafür, dass es gute Erfahrungen waren.

16. Fehler: Die Minutenwerte werden als verbindlich angesehen

Wer hat eine ähnliche Aussage wie die folgende von einem Gutachter noch nicht gehört: »Da kann ich nichts machen, mehr als diese Minuten kann ich Ihnen nicht berechnen.« Diese und andere Äußerungen sind falsch. Die Minutenwerte aus den Begutachtungs-Richtlinien haben keinen verbindlichen Charakter, sondern lediglich Leitfunktion. Das wird auch deutlich und mehrfach gesagt: In den Richtlinien wird dies an einigen Stellen betont und verdeutlicht:
- Seite 66: »Die Zeitorientierungswerte stehen nicht in einem Gegensatz zu dem Individualitätsprinzip des SGB XI. Weil für die Feststellung der Pflegebedürftigkeit und die Zuordnung zu einer Pflegestufe allein der im Einzelfall bestehende individuelle Hilfebedarf des Antragstellers maßgeblich ist, können und sollen die Zeitorientierungswerte für die Begutachtung nach dem SGB XI nur Anhaltsgrößen im Sinne eines Orientierungsrahmens liefern.«

- Seite 111: »Die Zeitorientierungswerte enthalten keine verbindlichen Vorgaben. Sie haben nur Leitfunktion.«
- Seite 111: »Die Zeitorientierungswerte entbinden den Gutachter nicht davon, in je-dem Einzelfall den Zeitaufwand für den Hilfebedarf bei der Grundpflege des Antragstellers entsprechend der individuellen Situation des Einzelfalles festzustellen. Unzulässig wäre beispielsweise eine schematische und von den Besonderheiten des Einzelfalles losgelöste Festsetzung stets des unteren oder des oberen oder eines arithmetisch gemittelten Zeitwertes.«
- Seite 111: »Die Zeitorientierungswerte enthalten keine Vorgaben für die personelle Besetzung von ambulanten, teil- oder vollstationären Pflegeeinrichtungen und lassen keine Rückschlüsse hierauf zu. Sie haben nur für die Feststellung der Leistungsvoraussetzungen nach dem SGB XI Bedeutung.«
- Seite 112: »Soweit sich im Rahmen der Begutachtung bei der Hilfeform ›vollständige Übernahme‹ Abweichungen von den Zeitorientierungswerten ergeben, sind die Abweichungen im Einzelnen zu begründen.«
- Seite 112: »Die maßgebliche Bedeutung der individuellen Pflegesituation bleibt auch bei der Einführung von Zeitorientierungswerten uneingeschränkt erhalten.«

Solange Sie innerhalb der Minuten aus den Richtlinien bleiben, gibt es keine Probleme. Diese Minuten sind immer als Richtwert heranzuziehen. Allerdings ist auch klar geregelt, dass jede Abweichung von diesen Zeitorientierungswerten möglich, aber einzeln zu begründen ist.

17. Fehler: Abweichungen von den Minutenwerten werden nicht begründet

Wer das Gutachten in den Händen hält (vgl. 9. Fehler), wird darin unter anderem alle Funktionseinschränkungen und die dazugehörigen Ausfälle in den Aktivitäten des täglichen Lebens finden. Dahinter stehen dann, in Punkt 4 des Gutachtens, die Feststellungen zur Pflegebedürftigkeit, also die Verrichtungen, der dazugehörige Hilfebedarf, die Häufigkeit der Verrichtungen und die dazugehörigen Pflegeminuten.

Bei den Pflegeminuten finden Sie im Vergleich zu den Begutachtungs-Richtlinien möglicherweise Abweichungen. Zum Beispiel statt 20 bis 25 Minuten für die Ganzkörperwäsche vielleicht nur 15. Diese Reduzierung der Pflegeminuten stellt eine Abweichung zu den aus den Begutachtungs-Richtlinien bekannten Minuten dar. Ist diese Abweichung nicht begründet, sollten Sie in Ihrem Widerspruch direkt damit argumentieren.

Beispiel: Im Gutachten wird unter Punkt 4.1 bei der Ganzkörperwäsche ohne Begründung ein geringerer Zeitorientierungswert angewendet als in den Begutachtungs-Richtlinien angegeben. Diese Abweichung ist nicht nachvollziehbar, denn der Pflegebedürftige hat tatsächlich einen höheren Zeitbedarf in der Grundpflege, als der Gutachter hier angenommen hat.

Allerdings gilt der Satz aus den Begutachtungs-Richtlinien (S. 111, Punkt 3): »Soweit sich im Rahmen der Begutachtung Abweichungen von den Zeitorientierungswerten ergeben, sind die Abweichungen im Einzelnen zu begründen« für beide Parteien.

> **Hinweis**
>
> Wer also einen höheren als in den Begutachtungs-Richtlinien benannten Zeitraum ansetzen möchte, muss dies ebenfalls begründen. Beispiel: »Der Zeitorientierungswert von 20 bis 25 Minuten für die Ganzkörperwäsche reicht nicht aus, da der Pflegebedürftige
> - bei der Wäsche immer wieder versucht, das Badezimmer zu verlassen;
> - mit dem Waschlappen den Spiegel wischt;
> - immer wieder über die gleiche Stelle wäscht;
> - sehr korpulent ist und man schlecht an die Bauchfalten, Gesäßfalte, Achselhöhlen herankommt;
> - durch Kontrakturen in den Händen sogenannte Krallenhände hat, die schlecht zu waschen und zu trocknen sind;
> - sich während der Wäsche abweisend verhält, immer wieder beruhigt werden muss und überzeugt werden muss, das Waschen fortzusetzen.«

18. Fehler: Minutenwerte werden falsch interpretiert

Immer wieder klagen Pflegepersonen/-kräfte, dass die Minuten aus den Richtlinien einfach unmöglich einzuhalten seien. Wie gesagt: Diese Minuten sind nur Richtwerte (vgl. 15. und 17. Fehler).

Mancher beklagt auch, dass einige der Minuten zu niedrig angesetzt und eingeschätzt werden. So wird beispielsweise bemerkt, dass das Waschen mit 20 bis 25 Minuten zu niedrig angesetzt sei, denn bis man den Pflegebedürftigen im Bad hat, ihn ausgezogen und nach dem Waschen wieder angezogen, sind mehr als 25 Minuten vergangen. Hier ist, wie im 20. Fehler aufgeführt, eben nur das **Waschen** gemeint, nicht der Gang ins Bad und nicht das An- und Auskleiden.

Insbesondere die Minutenwerte für die Nahrungsaufnahme oder den Stuhlgang werden als zu niedrig angesehen. Aber auch hier geht es um Pflegeminuten für eine einzelne Verrichtung und nicht für einen gesamten Komplex.

Beispiel: Beim Stuhlgang ist mit 3 bis 6 Minuten nur die Zeit gemeint, die für das Absetzen des Stuhlgangs, das anschließende Abwischen mit Toilettenpapier sowie das Spülen der Toilette benötigt werden. Der Weg zur Toilette, der Inkontinenzprodukt- oder Vorlagenwechsel, das Aus- und Anziehen der Hose und das Händewaschen kommen noch hinzu. So betrachtet sind die Minuten aus den Begutachtungs-Richtlinien nicht zu knapp bemessen.

19. Fehler: Minutenwerte fürs Baden werden als Tageswerte interpretiert

Viele Pflegepersonen/-kräfte können nicht nachvollziehen, wie in einem Gutachten für das Baden nur 3 Minuten berechnet werden. Oder nur 2 Minuten für das Duschen inklusive Haarwäsche. Wie ich unter dem 49. Fehler beschreiben werde, wird ein nicht täglich anfallender Hilfebedarf anders angerechnet: Ein wöchentlich anfallender Hilfebedarf wird auf den Tagesbedarf umgerechnet. Stehen im Gutachten 3 Minuten für das Vollbad, so ergibt sich das aus der Berechnung, dass ein wöchentliches Baden mit 20 bis 25 Minuten veranschlagt wird. Diese Minuten werden durch 7 Tage geteilt und es ergibt sich ein täglicher Hilfebedarf von 3 Minuten.

20. Fehler: Verrichtungen werden nicht einzeln berechnet

Gemäß Begutachtungs-Richtlinien beträgt der Hilfebedarf beim Wasserlassen zwei bis drei Minuten. Darüber regen sich einige Pflegepersonen und Pflegekräfte in Einrichtungen auf. Ein Wasserlassen in 2 bis 3 Minuten sei undenkbar und gerade bei einem älteren Menschen einfach nicht zu schaffen. Allein bis dieser Pflegebedürftige zur Toilette gelaufen sei, seien bereits 2 bis 3 Minuten vorbei. Diese Herangehensweise an die Pflegeminuten ist grundsätzlich falsch. Denn jede Verrichtung muss einzeln berechnet und gewertet werden.

Insofern sieht ein Toilettengang möglicherweise wie folgt aus:
- Gehen zur Toilette mit Anleitung   1 Minute
- Richten der Bekleidung mit Anleitung   2 Minuten
- Wasserlassen mit Beaufsichtigung   2–3 Minuten
- Händewaschen mit Anleitung   1–2 Minuten
- Gehen zurück   1 Minute

Es geht beim Wasserlassen nicht um den kompletten Toilettengang, sondern einzig und allein um die einzelne Verrichtung des Urinierens. Sieht man sich die Minuten als Richtwert für jede einzelne Verrichtung an, so zeigt sich, dass diese in der Regel relativ großzügig gestaltet und einzuhalten sind.

21. Fehler: Es wird zwischen Besetzung, Pflegebedarf und Pflegestufe verglichen

Die Gutachter kommen ins Haus und stellen fest, dass bei der derzeitigen Personalsituation eine Ganzkörperwäsche mit 20 bis 25 Minuten nicht möglich ist oder dass ein Essenreichen keine 15 bis 20 Minuten dauern kann, wenn es nur eine Pflegekraft für sechs Bewohner gibt.

Dieser Vergleich zwischen der Besetzung im Dienst, dem Pflegebedarf und der nachfolgenden Berechnung der Pflegestufe ist nicht statthaft: »Die Zeitorientierungswerte enthalten keine Vorgaben für die personelle Besetzung von ambulanten, teilstationären und stationären Einrichtungen und lassen keine Rückschlüsse hierauf zu.«

Rückschlüsse anhand der Minuten aus den Begutachtungs-Richtlinien verbieten sich aus mehreren Gründen:

- Die Begutachtungs-Richtlinien stellen dies klar. (S. 111, Punkt 3)
- Die Minuten sind auf Laienpflegekräfte abgestellt. (S. 111)
- Die Minuten sind nur auf die Grundpflege abgestellt, alle anderen Bereiche bleiben außen vor.
- Die Minuten entbinden nicht von der Feststellung der individuellen Versorgungssituation des Versicherten. (S. 111)
- Die Minuten sind abgestellt auf die vollständige Übernahme. (S. 86)

22. Fehler: Individuelle Besonderheiten werden nicht in die Pflegeplanung aufgenommen

Wer einem Pflegebedürftigen bei der Nahrungsaufnahme hilft, weiß, dass die in den Begutachtungs-Richtlinien vorgesehenen Minutenwerte relativ knapp sind. Da kauen Pflegebedürftige langsam, werden abgelenkt, haben keine Lust zu essen und müssen überzeugt werden; sie vergessen zwischendurch, was sie tun wollten/sollten; sie verstecken das Essen etc.

Die Begutachtungs-Richtlinien erlauben aber ein Verlassen der Zeitorientierungswerte, allerdings muss dies begründet werden. Im Prinzip müssen Sie dafür beschreiben, was der Pflegebedürftige macht und wie er sich verhält. Das geschieht in der Pflegeplanung (Pflegetagebuch) und zwar mit allen individuellen Besonderheiten (vgl. 14. Fehler).

Wird der individuelle Hilfebedarf des Versicherten transparent und nachvollziehbar dargelegt, gibt es für die Minutenwerte keine gesetzgeberische Grenze. Wenn ein Mensch 60 Minuten für die Hilfe bei der Einnahme des Mittagessens benötigt, so sind dafür auch 60 Minuten anzurechnen: Die Individualität der Pflegesituation ist der alleinige Berechnungsfaktor für die Pflegezeitbemessung und die Zuordnung zu einer Pflegestufe. Zudem gibt es auch hier ein klassisches Beispiel in den Begutachtungs-Richtlinien (S. 57): »Bei der Pflegezeitbemessung ist die gesamte Zeit zu berücksichtigen, die für die Erledigung der Verrichtung benötigt wird. Entfernt sich z.B. ein unruhiger demenzkranker Mensch beim Waschen aus dem Badezimmer, so ist auch die benötigte Zeit für ein beruhigendes Gespräch, das die Fortsetzung des Waschens ermöglicht, zu berücksichtigen.«

23. Fehler: Es wird immer der untere Wert der Pflegeminuten genommen

Es gibt Gutachter, die innerhalb der zur Verfügung stehenden bzw. in den Begutachtungs-Richtlinien als Zeitorientierungswert angegebenen Minuten immer den unteren Wert nehmen. Stehen etwa bei einem Zeitorientierungswert für die Ganzkörperwäsche 20 bis 25 Minuten zur Verfügung, berechnet der Gutachter lediglich 20. Für die Rasur lautet der Korridor 5 bis 10 Minuten, der Gutachter nimmt 5 Minuten an usw. Dieses Vorgehen ist laut Aussage vieler Pflegekräfte durchaus üblich und das deckt sich auch mit meiner Erfahrung.

> **Hinweis**
>
> Die Begutachtungs-Richtlinien widersprechen diesem Vorgehen jedoch ganz klar (S. 111): »Die Zeitorientierungswerte entbinden den Gutachter nicht davon, in jedem Einzelfall den Zeitaufwand für den Hilfebedarf bei der Grundpflege des Antragstellers entsprechend der individuellen Situation des Einzelfalles festzustellen. Unzulässig wären beispielsweise eine schematische und von den Besonderheiten des Einzelfalles losgelöste Festsetzung stets des unteren oder des oberen oder eines arithmetisch gemittelten Zeitwertes.«

Das bedeutet: Sie haben eine sehr gute Handhabe gegen die pauschale Vorgehensweise einiger Gutachter. Entweder können Sie direkt bei der Begutachtung darauf Einfluss nehmen oder aber später, wenn Sie das Gutachten in Händen halten (vgl. 9. Fehler).

4 DIE BERECHNUNG

24. Fehler: Überversorgende Pflege

Überversorgende Pflege klingt auf den ersten Blick möglicherweise positiv. Bei näherer Betrachtung zeigt sich aber, dass diese Überversorgung eine sogenannte passivierende Pflege darstellen kann. Dazu gehört u. a. zu viel oder zu großes Inkontinenzmaterial oder eine mundgerechte Vorbereitung der Nahrung, obwohl der Pflegebedürftige noch Teile der Vorbereitung selbst übernehmen könnte; es kann sich aber auch um eine nicht aktivierende Pflege bei einem Menschen handeln, der Ressourcen hat, die man fördern könnte.

Ebenfalls Überversorgung: Da erhält ein Pflegebedürftiger über Nacht Inkontinenzmaterial, obwohl er auf die Toilette könnte, weil ihm niemand beim Aufstehen und dem Gang zur Toilette helfen möchte.

All diese Beispiele wirken sich auf die Einstufung aus. Denn eine Überversorgung wird nicht berechnet, so die Begutachtungs-Richtlinien (S. 49, 2. Absatz):»Unrealistische, weil nach allgemeiner Lebenserfahrung nicht mehr nachvollziehbare und nicht krankheitsbedingte Lebensgewohnheiten sind nicht zu berücksichtigen.«

> **Hinweis**
>
> Es wird nur berechnet, was entweder eine allgemeine Lebenserfahrung darstellt (der Gang zur Toilette) oder krankheitsbedingt erforderlich ist, zum Beispiel ein Inkontinenzprodukt bei vorliegender Inkontinenz.

25. Fehler: Annahme, alle Wünsche müssten respektiert werden

Einige Pflegebedürftige und auch die beteiligten Pflegepersonen/-kräfte sind häufig der Meinung, dass das, was der Pflegebedürftige wünscht, auch berechnet werden muss.

Doch unrealistische und nach allgemeiner Lebenserfahrung nicht nachvollziehbare und nicht krankheitsbedingte Pflegemaßnahmen (vgl. 24. Fehler) werden nicht berücksichtigt: »Was den Rahmen des Notwendigen übersteigt, kann in der Pflegeversicherung nicht berücksichtigt werden (vgl. § 29 Abs. 1 SGB XI). Weder können der von einem Antragsteller geltend gemachte Anspruch auf eine besonders aufwendige pflegerische Betreuung (Wunsch nach überversorgender Pflege) noch eine tatsächlich über das Maß des Notwendigen hinaus erbrachte Pflege (Überversorgung) berücksichtigt werden«, heißt es in den Begutachtungs-Richtlinien (S. 43).

Beispiel: Der Pflegebedürftige möchte jeden Abend ein Fußbad. Dies ist auf keinen Fall eine allgemeine Lebenserfahrung und wenn es keine Krankheit gibt, die diesen Bedarf begründet, so wird dieses Fußbad bei der Ermittlung der Pflegebedürftigkeit auch nicht angerechnet.

Das bedeutet, dass jeder Wunsch, der von der normalen und üblichen Grundpflege abweicht, mit oben genannter Begründung abgelehnt werden kann. Es sei denn, es gäbe eine medizinische Begründung dafür (vgl. 43. Fehler).

26. Fehler: Der Gutachter zweifelt die Häufigkeit der Toilettengänge an

Einige Pflegekräfte schilderten mir in Fortbildungen, dass manche Gutachter behaupten, die Häufigkeit der Toilettengänge sei reglementiert. Auch wenn ein Pflegebedürftiger zehnmal am Tag Hilfe benötigen würde, könnten nur maximal sechs Toilettengänge berechnet werden. Diese Aussage ist nicht nachvollziehbar. Die Begutachtungs-Richtlinien enthalten nur an wenigen Stellen eine Aussage zur Häufigkeit einer Verrichtung. So heißt es z. B. (S. 67, D 4.1), ein- bis zweimaliges Haare waschen pro Woche entspräche dem heutigen Hygienestandard und sei somit offensichtlich auch allgemeine Lebenserfahrung. Das heißt aber nicht, dass ein Überschreiten dieser Anzahl unmöglich ist.

Bei den Toilettengängen ist keine Begrenzung vermerkt. Wenn z. B. ein Pflegebedürftiger aufgrund eines vorangegangenen Schlaganfalls einen vermehrten Harndrang verspürt, so muss jede Hilfe bei jedem einzelnen Ausscheidungsvorgang auch einzeln berechnet werden und wenn das 30-mal am Tag ist. Gut wäre es, einen solch extrem hohen Hilfebedarf bei der Ausscheidung durch ein ärztliches Attest bestätigen zu lassen.

27. Fehler: Der Gutachter gibt Obergrenzen für Verrichtungen an

Wie in den vorangegangenen Fehlern dargestellt, gibt es für die Häufigkeit einer Verrichtung keine Obergrenze, sofern eine logische und nachvollziehbare Begründung dargelegt wird. Wenn nun ein Pflegebedürftiger mit häufigem Harndrang 30-mal am Tag zur Toilette muss, könnte ein Gutachter sagen, der Pflegebedürftige solle in das Inkontinenzprodukt machen oder einen Katheter bekommen, um sich den Großteil der Toilettengänge zu sparen. Vielleicht begründet der Gutachter seine Aussage auch noch damit, dass in der Pflegeversicherung nur das Notwendige berechnet werde. Letzteres ist zwar richtig, aber die Argumentation genügt nicht, um einem Pflegebedürftigen den Toilettengang und die normale Ausscheidung auf der Toilette zu verweigern. In den Begutachtungs-Richtlinien (S. 43) heißt es: »Ebenso wenig entspricht unzureichende Pflege (Unterversorgung) dem Maß des Notwendigen. Soweit die Pflege, ggf. auch auf Wunsch des Antragstellers, tatsächlich unzureichend erbracht wird, hat der Gutachter auf das Maß des Notwendigen abzustellen.«

28. Fehler: Toilettengang und -training werden gleichgesetzt

Ein Training dient der Förderung der Kontinenz bzw. der Vorbeugung von Einnässen und Einkoten und der erforderliche Inkontinenzproduktwechsel ist hier zeitlich geringer ausgeprägt, als wenn ein Mensch in das Inkontinenzprodukt ausscheidet und danach einen Toilettengang benötigt.

Ein Toilettengang findet also dann statt, wenn der Pflegebedürftige sich meldet, weil er den Drang verspürt oder weil es bereits zu spät ist. Hat der Pflegebedürftige bereits eingenässt, kommt jedes Training zu spät.

> **Hinweis**
>
> Der Unterschied zwischen Training und Gang liegt im Zeitpunkt des Gehens und damit auch im Hilfebedarf.

Während jemand, der ein regelmäßiges Toilettentraining bekommt, vermutlich keine nasse Wäsche hat, kann jemand, der einen Toilettengang erhält, durchaus einen Wäschewechsel nötig haben. Das sehen auch die Begutachtungs-Richtlinien (S. 116) so: »Der im Rahmen eines Toilettentrainings erforderliche Inkontinenzproduktwechsel ist von seinem zeitlichen Aufwand her in der Regel sehr viel geringer ausgeprägt als ein üblicher Inkontinenzproduktwechsel, dem eine unkontrollierte und ungeregelte Harnblasen- und Darmentleerung zugrunde liegt.«

29. Fehler: Eine Anleitung wird nicht berechnet

Die meisten Pflegepersonen und auch viele Pflegekräfte denken, dass eine Anleitung nichts bringt. Schließlich sei die Aktivierung eine gesetzlich definierte Verpflichtung (vgl. 56. Fehler). Außerdem hören Pflegepersonen/-kräfte dies immer wieder aus den Medien oder von Gutachtern des MDK.

Diese Fehlinformation bringt erfahrungsgemäß sehr viel Unzufriedenheit in die Pflegelandschaft. Es ist kaum nachvollziehbar, wie man einen Pflegebedürftigen noch mit Euphorie aktivierend pflegen soll, wenn dies keinen Niederschlag in der Begutachtung findet. Dann wäre es eine Art Bestrafungssystem: Es wäre derjenige höher eingestuft, dem man alle Verrichtungen abnimmt und bei dem somit immer eine »vollständige Übernahme« der Verrichtung besteht.

Dies ist weder gesetzlich gewollt noch so in den Begutachtungs-Richtlinien (S. 113) formuliert. Im Gegenteil: »Für den Personenkreis der psychisch kranken Menschen und der geistig behinderten Menschen kommen vorrangig die Hilfeleistungen Beaufsichtigung und Anleitung zur Anwendung, die bei der Festlegung der Zeitorientierungswerte nicht zugrunde gelegt worden sind. Abweichungen von den Zeitorientierungswerten, hin zu einem höheren Zeitaufwand für die Beaufsichtigung und Anleitung sind zu erwarten und müssen entsprechend begründet werden (siehe Punkt D 4.0/ III./8).«

Es ist also anzunehmen, dass bei einem demenziell Erkrankten, der immer wieder beim Waschen abgelenkt wird, immer wieder bei jeder kleinsten Handlung die Hilfe einer Pflegeperson/-kraft benötigt, die ihm sagt und ggf. sogar zeigt, wie das Waschen und Abtrocknen weitergeht, die in den Begutachtungs-Richtlinien angesetzten 20 bis 25 Minuten für die Ganzkörperwäsche nicht genügen.

30. Fehler: Annahme, die Minutenwerte sinken mit der Art der Übernahme

Zunächst einmal muss man annehmen, dass die Pflegeminuten in den Begutachtungs-Richtlinien immer auf die vollständige Übernahme abgestellt sind. Spricht man also von 15 bis 20 Minuten für eine Nahrungsaufnahme, so ist damit gemeint, dass dem Pflegebedürftigen von einer Pflegeperson/-kraft das Essen komplett gereicht wird. Die anderen Hilfearten sind bei der Ermittlung der Minutenwerte nicht gemeint. Das bedeutet: Die Minutenwerte können sich ändern, wenn statt der vollständigen Übernahme nur noch eine teilweise Übernahme nötig ist. Wenn man für die vollständige Übernahme einer Nahrungsaufnahme nun 15 bis 20 Minuten zugrunde legt, ist zu erwarten, dass der Hilfebedarf und damit der Minutenwert sinkt, sobald nur noch eine teilweise Übernahme der Verrichtung Nahrungsaufnahme erforderlich wird.

Dem ist jedoch nicht immer so. Die Begutachtungs-Richtlinien weisen an einer Stelle (S. 51) explizit darauf hin, dass eine teilweise Übernahme sogar einen höheren Hilfebedarf auslöst als die volle Übernahme: »Art, Häufigkeit und Dauer des Hilfebedarfs sind abhängig von der individuellen Situation. Im Rahmen der aktivierenden Pflege kann die Anleitung und teilweise Übernahme einen höheren Zeitbedarf beanspruchen als die vollständige Übernahme.«

> **Fazit**
>
> Nur eine aufschlussreiche Begründung, gepaart mit der entsprechenden Darstellung in der Begutachtung (vgl. 34. und 35. Fehler), macht den individuellen Hilfebedarf nachvollziehbar und transparent. Die Begutachtungs-Richtlinien bestätigen erneut, dass die aktivierende Pflege unbedingt anrechenbar ist, weil eine Anleitung jederzeit individuell berechnet wird.

31. Fehler: Eine Beaufsichtigung wird nicht berechnet

Sehr viele Pflegebedürftige, insbesondere Menschen mit eingeschränkter Alltagskompetenz, benötigen bei den Verrichtungen des täglichen Lebens Beaufsichtigung. Sei es, weil sie die Verrichtungen sonst gar nicht durchführen würden; weil sie die Verrichtung beginnen, aber nicht zu Ende führen; weil sie durch andere Dinge abgelenkt werden oder schlicht vergessen, was sie gerade eben noch tun wollten. Es kann aber auch sein, dass der Pflegebedürftige sich während einer Verrichtung selbst gefährdet: Er dreht beim Händewaschen nur den Heißwasserhahn auf oder er hantiert ungeschickt mit dem Rasierapparat. All dies sind für Pflegepersonen/-kräfte nicht ungewöhnliche Situationen und sie denken hierbei oft, dass dieser Hilfebedarf nicht berücksichtigt werden kann. Sie haben als Pflegepersonen/-kräfte schließlich nur darauf geachtet, dass alles so läuft, wie es sich gehört und ein wenig eingegriffen.

Manche Gutachter argumentieren, dass der Pflegebedürftige ja in der Lage sei, die Verrichtung durchzuführen und schließlich körperlich noch gut beieinander sei.

Aber es geht in der Begutachtung nicht darum, ob ein Pflegebedürftiger die körperliche Fähigkeit besitzt, etwas zu tun. Es geht einzig und allein um die Fähigkeit, eine Tätigkeit ohne Hilfe durchzuführen. Aber die Beaufsichtigung ist eben per Gesetz (§ 14 SGB XI) auch eine Hilfe. Hierzu die Begutachtungs-Richtlinien (S. 43) »Maßgebend ist die Einschränkung der Fähigkeit, die regelmäßig wiederkehrenden Verrichtungen ohne personelle Hilfe vornehmen zu können. Hilfebedarf ist auch dann gegeben, wenn die Verrichtung zwar motorisch ausgeübt, jedoch deren Notwendigkeit nicht erkannt oder nicht in sinnvolles Handeln umgesetzt werden kann.«

Auf S. 45 heißt es: »Beaufsichtigung und Anleitung zielen darauf, dass die regelmäßig wiederkehrenden Verrichtungen im Ablauf des täglichen Lebens nach § 14 Abs. 4 SGB XI in sinnvoller Weise vom Antragsteller selbst durchgeführt werden. Beaufsichtigung und Anleitung bei diesen Verrichtungen richten sich auch darauf,
- körperliche, psychische und geistige Fähigkeiten zu fördern und zu erhalten (z. B. Orientierung zur eigenen Person und in der Umgebung),
- Selbst- oder Fremdgefährdung zu vermeiden (z. B. durch unsachgemäßen Umgang mit Strom, Wasser oder offenem Feuer),
- Ängste, Reizbarkeit oder Aggressionen beim Antragsteller abzubauen.«

Die Beaufsichtigung kann dabei von einer schlichten Erledigungskontrolle bis hin zur permanenten Aufsicht reichen. Der Zeitunterschied ist somit klar durch die Dauer der Aufsicht geregelt und kann nicht vorgegeben werden. Es gilt die Zeit, in der der Pflegebedürftige eine andere Person zur Aufsicht benötigt und diese Person somit – wie es in den Begutachtungs-Richtlinien (S. 45) heißt – zeitlich und örtlich gebunden ist. »Nur konkrete Beaufsichtigung, Überwachung und/oder Erledigungskontrollen sind zu berücksichtigen, die die Pflegeperson in zeitlicher und örtlicher Hinsicht in gleicher Weise binden wie bei unmittelbarer personeller Hilfe.« Es ist demnach egal, ob eine Pflegeperson/-kraft daneben stehen muss, während sich ein Pflegebedürftiger wäscht, damit dieser die Maßnahme überhaupt durchführt und nicht unterbricht oder ob die Pflegeperson/-kraft selbst den Waschlappen führt.

5 DIE BEGUTACHTUNG

32. Fehler: Pflegepersonen/-kräfte halten sich bei der Begutachtung im Hintergrund

Pflegepersonen/-kräfte verhalten sich bei der Begutachtung allzu oft ruhig und zurückhaltend. Zum einen sind sie eventuell unsicher, ob und was sie sagen sollen. Zum anderen aber wurde mir mehrfach berichtet, dass die Gutachter die beteiligten Personen zum Schweigen auffordern. Wenn eine Pflegeperson/-kraft aber nicht die Situation schildert, die Pflegesituation darstellt, die Aussagen des Pflegebedürftigen revidiert etc., wozu soll sie dann dabei sein?

Gemäß Begutachtungs-Richtlinien (S. 19, C 2.2.2) sollte im häuslichen Bereich die Pflegeperson und im stationären Bereich die Pflegekraft, die am besten mit der Situation des Antragstellers vertraut ist, beim Besuch zugegen sein. Diese Aussage ist richtungweisend.

Zudem (S. 52) ist zu lesen, dass die Pflegebedürftigen, die eine psychische Erkrankung haben, oftmals ihre eigene Situation verkennen, den Hilfebedarf nicht richtig wiedergeben, verleugnen oder aus Scham verschweigen. Wenn die Begutachtungs-Richtlinien an wenigstens zwei Stellen darauf hinweisen, ist klar: Keine Begutachtung ohne die Beteiligung der Pflegeperson/-kraft. Denn nur sie kann den Hilfebedarf realistisch darlegen, die Wahrnehmungsstörungen und die Überschätzung der eigenen Fähigkeiten des Pflegebedürftigen gerade rücken.

> **Hinweis**
>
> Wenn der Pflegebedürftige dem Gutachter gegenüber äußert, er würde alles noch selbst machen und sei selbstständig, so darf die beteiligte Pflegeperson/-kraft nicht schweigen, wenn dies nicht den Tatsachen entspricht.

Was auch immer der Gutachter den Pflegebedürftigen fragt, der Gutachter setzt dies sofort in Hilfe oder keine Hilfe um. So geschieht es, dass ein Gutachter den Pflegebedürftigen auffordert, einen Schluck zu trinken.

Greift der Pflegebedürftige zum Glas, stellt der Gutachter vermutlich fest: »keine Hilfe«. Tatsächlich aber hat der Pflegebedürftige nur auf Anleitung hin getrunken. Daher sollte die beteiligte Person bei der Begutachtung auf die Bitte des Gutachters und den Griff zum Glas sofort einschreiten und festhalten: »Sehen Sie, mit Anleitung und Beaufsichtigung geht das. Ohne Anleitung bleibt das Glas unberührt!«

33. Fehler: Ein Pflegebedarf wird vorgetäuscht

Wie oft habe ich es als Gutachterin bei Gericht erlebt, dass mir die Pflegebedürftigen in einer besonderen Situation »vorgesetzt« wurden. So traf ich Pflegebedürftige auch tagsüber im Nachthemd und im Bett liegend an. Meine Frage, ob die Person immer im Bett liegen würde, wurde aber klar verneint.

Oder es wurden Inkontinenzprodukte an einer exponierten Stelle in der Wohnung/im Zimmer deponiert. Bei der späteren Befragung, bei der Untersuchung des Pflegebedürftigen und auch bei der Auswertung von Bestellungen und Rezepten von Inkontinenzmaterial stellte sich jedoch heraus, dass beim Pflegebedürftigen keine Inkontinenz vorlag.

Es kam ebenfalls vor, dass der Pflegebedürftige auf die Bitte, die Arme zu heben, zunächst antwortete, dass diese Bewegung nur mühsam und unter Schmerzen möglich sei. Im späteren Verlauf der Begutachtung und der Befragung bewunderte ich dann die schön geschnittenen Haare oder die hübschen Ohrringe. Und schon ging die Hand, die vor wenigen Minuten nur mühsam angehoben werden konnte, sehr rasch und ohne Zögern zu den Haaren oder den Ohren.

Hinweis

Ich rate von allen Manipulationen dringend ab. Der Pflegebedürftige sollte in keiner Weise auf die Begutachtung vorbereitet werden. Er soll am Tag der Begutachtung so sein wie immer und sich möglichst so verhalten wie immer, denn Manipulationen lassen sich unter Umständen leicht aufdecken.

34. Fehler: Der Pflegebedürftige wird »präpariert«

Immer wieder treffe ich in Pflegeheimen oder auch in der häuslichen Situation auf Pflegebedürftige, die für mich extra »herausgeputzt« wurden. Sie wurden gebadet, die Haare wurden gewaschen, die Nägel geschnitten und die Sonntagskleidung herausgeholt. Gleichzeitig bekomme ich aber erzählt, dass dieser Pflegebedürftige sich nicht gern wäscht, am liebsten immer die gleiche alte Kleidung trägt, dass Nägel schneiden und Haare waschen nur mit diversen Überredungskünsten möglich wird. Wenn ich den Pflegebedürftigen jedoch so vor mir sehe, werde ich skeptisch: Was ist jetzt realistisch? Das, was ich sehe, oder das, was man mir erzählt?

Wer einen Pflegebedürftigen betreut, der sich weder gern wäscht noch die Kleidung regelmäßig wechselt, sollte diesen Pflegebedürftigen auch so präsentieren, wie er sich immer gibt. Das bedeutet möglicherweise ungewaschen und mit der »alten« Kleidung. Nur so lässt sich der Alltag des Pflegebedürftigen auch für einen Gutachter nachvollziehbar darstellen. Es ist falsch, aus Scham den Pflegebedürftigen in einer anderen als der üblichen Verfassung zu zeigen und deshalb in den Augen des Gutachters unglaubwürdig zu erscheinen.

In einem meiner Seminare fand eine Teilnehmerin einen passenden Vergleich für dieses Verhalten: Sie sagte, den Pflegebedürftigen so herzurichten, wie er sonst nie aussieht, wäre genauso, als würde man sein kaputtes Auto erst reparieren lassen und anschließend die Versicherung mit den Worten zur Begutachtung rufen: »Schauen Sie her, wie kaputt der gestern noch war.« Dieses Beispiel passt, auch wenn es sich nicht um die gleiche Arbeit handelt.

35. Fehler: Der Zeitpunkt der Begutachtung wird beliebig gewählt

Dass eine Begutachtung früh am Morgen stören kann, ist das eine. Dass sie aber auch zum völlig ungünstigen Zeitpunkt für den Pflegebedürftigen sein kann, ist das andere. Es ist nicht ungewöhnlich, dass ein demenziell Erkrankter um 8.00 Uhr noch relativ fit ist und erst im Laufe des Tages und insbesondere zum Abend hin verhaltensauffällig, unruhig, umtriebig und zunehmend verwirrt wird. Das wiederum hätte zur Folge, dass der Gutachter morgens um 8.00 Uhr einen völlig falschen Eindruck vom Pflegebedürftigen erhält und falsche Schlüsse hinsichtlich des Hilfebedarfs zieht.

Ähnlich verhält es sich bei Menschen, die eine Erkrankung des Stütz- und Bewegungsapparates haben, wie zum Beispiel Arthrose oder eine rheumatische Erkrankung. Wenn ein Pflegebedürftiger mit Erkrankungen im Bewegungsapparat um die Mittagszeit herum begutachtet wird, so befindet er sich möglicherweise gerade in einem Hoch. Der morgendliche Anlaufschmerz ist überwunden und die Medikamente wirken. Andererseits ist der Tag noch nicht so weit fortgeschritten, dass die Knochen schon wieder ermüden oder die Kraft nachlässt.

Wenn der Gutachter angekündigt ist, muss man sich als beteiligte Pflegeperson/-kraft über die beste Uhrzeit Gedanken machen. Wenn man weiß, dass der demenziell Erkrankte erst nach dem Mittagessen zur Hochform aufläuft, sollte die Begutachtung auf den Mittag oder frühen Abend verlegt werden. Wenn man weiß, dass der körperlich Eingeschränkte nur um die Mittagszeit herum die beste Zeit des Tages hat, so muss gerade diese Zeit für eine Begutachtung vermieden werden.

> **Hinweis**
>
> Niemand muss den Zeitpunkt einer Begutachtung einfach so hinnehmen. Jeder kann Einfluss nehmen und sich mit dem MDK entsprechend in Verbindung setzten (vgl. 13. Fehler).

36. Fehler: Der Ort der Begutachtung wird falsch gewählt

Wer eine Begutachtung ohne Vorbereitung auf sich zukommen lässt, wird sich sicher wenig Gedanken darüber machen, wo der Pflegebedürftige sich am besten aufhalten sollte. Aber dieser Ort kann sich auf die Berechnung der Pflegeminuten auswirken. Wenn der Pflegebedürftige am Tisch sitzt, kann er sich dort evtl. allein hochziehen und ein paar Schritte entlang des Tisches machen. Im Alltag aber kann der Pflegebedürftige nicht ohne fremde Hilfe vom Bett oder von der Toilette aufstehen. Auch zum Badezimmer und zur Toilette kann er sonst nicht allein gehen.

Wer also den Pflegebedürftigen bei der Begutachtung an den Tisch setzt, erweckt möglicherweise den Eindruck, der Pflegebedürftige könne allein aufstehen und ohne Hilfe ein Stück gehen. Es ist am also besten, den Pflegebedürftigen in typischen Alltagssituationen zu zeigen, in denen ein Hilfebedarf beim Aufstehen und beim Gehen auch ersichtlich wird. Das bedeutet z. B. in einem Sessel, aber nicht am Tisch.

Auch bei Pflegebedürftigen, die geistig eingeschränkt sind, spielt der Ort der Begutachtung mitunter eine entscheidende Rolle. Wenn der demenziell Erkrankte in einer stationären Einrichtung im Zimmer sitzend auf den Gutachter wartet, kann später nur schwer glaubhaft versichert werden, dass der Pflegebedürftige umtriebig ist, immer wieder im Haus umherläuft oder sein Zimmer nicht findet.

Der Pflegebedürftige sollte vom Gutachter so vorgefunden werden, wie es im Alltag üblich ist (vgl. 34. Fehler). Nichts ist eindrücklicher, als wenn der Gutachter ins Haus kommt und der Pflegebedürftige muss erst einmal gesucht werden – so wie immer.

37. Fehler: Die Rolle der Kleidung wird unterschätzt

Im Lauf einer Begutachtung wird der Pflegebedürftige vom Gutachter gebeten, die Arme hinter den Kopf zu nehmen und hinter dem Rücken zu verschränken. Das sind die sogenannten Schulter-Nacken- und Schürzengriffe. Diese körperliche Fähigkeit, die Arme zu heben und zu verschränken, gibt zeitweise Anlass zu Fehldeutungen seitens des Gutachters.

Vom Grundsatz her ist schließlich anzunehmen, dass ein Mensch, der die Arme über den Kopf heben und bis zum Nacken führen kann, auch ein Unterhemd oder einen Pulli anziehen kann. Körperlich ist dieser Pflegebedürftige dazu möglicherweise in der Lage, aber er kann diese Bewegung lediglich nachahmen, nicht zielgerichtet in eine Verrichtung umsetzen. Mit anderen Worten: Er kann die Arme nach Aufforderung heben, aber in den Pullover würde er mit den Füßen zuerst einsteigen, wenn niemand ihn anleitet.

Bei der Begutachtung sollte daher bereits bedacht werden, was man dem Pflegebedürftigen an diesem Tag anzieht. Trägt der Pflegebedürftige eine Bluse oder ein dünnes Shirt, so kann während der Begutachtung eine Strickjacke gereicht werden, die der Pflegebedürftige dann allein anziehen soll.

Wird der Pflegebedürftige vom Gutachter aufgefordert, die Arme hinter den Kopf zu heben, so kann man mit dieser kleinen Übung verdeutlichen, dass diese Bewegung zwar nahezu störungsfrei läuft, aber das Anziehen nicht ohne fremde Hilfe möglich ist.

38. Fehler: Das Zimmer wird »präpariert«

Einige Pflegebedürftige haben die Angewohnheit, in ihren Sachen zu kramen. Sie suchen andauernd etwas in ihrem Schrank oder sie versichern sich, dass alles noch da ist. Evtl. aber ziehen sie auch mehrere Kleidungsstücke übereinander an.

Weil die Pflegepersonen/-kräfte wissen, dass der Pflegebedürftige gern räumt und weil sie auch nicht möchten, dass der Gutachter einen völlig falschen Eindruck von ihrer Arbeit erhält, schließen einige den Kleiderschrank des Pflegebedürftigen ab. So kann dieser am Tag der Begutachtung weder räumen noch sich drei Pullover übereinander anziehen. Schließlich soll der Gutachter sehen, wie ordentlich alles ist.

Das ist aber ein grundsätzlicher Fehler: Wie soll der Gutachter glauben, dass der Pflegebedürftige permanent herumräumt, sich an- und auszieht, sich nicht der Jahreszeit entsprechend kleidet oder einfach über seine drei Pullover noch ein Nachthemd zieht, wenn der Pflegebedürftige am Tag der Begutachtung im Sonntagsstaat im ordentlichen Zimmer sitzt?

Der Pflegebedürftige soll so aussehen und auch am Tag der Begutachtung bleiben dürfen, wie er immer aussieht. Wenn er sonst den Pulli über dem Nachthemd trägt, so sollte dies auch am Tag der Begutachtung so sein. Wenn er sonst seine Habseligkeiten in eine Plastiktüte stopft, so sollte auch das so belassen werden.

> **Hinweis**
>
> Ein wesentlicher Punkt einer korrekten Einstufung ist es, den Pflegebedürftigen in der Begutachtung so darzustellen, wie er sich sonst immer gibt. »Leben« Sie also dem Gutachter den typischen Alltag, einen typischen Tag im Leben des Pflegebedürftigen, vor (vgl. 34. Fehler).

39. Fehler: Essen und Trinken werden während der Begutachtung vermieden

Wenn der Gutachter angemeldet ist, werden Pflegebedürftiger und Umfeld oft von der besten Seite gezeigt. Er bekommt (vgl. 38. Fehler) die schönsten Kleider an, wird gebadet oder geduscht. Damit er sich die schönen Kleider nicht beschmutzt, erhält er einen übergroßen Latz oder bekommt das Essen gereicht, statt es wie sonst unter Aufsicht und Anleitung zu essen.

Auch diese Vorgehensweise zeigt dem Gutachter eine unrealistische Situation. Wenn der Pflegebedürftige üblicherweise nicht allein isst, also nicht, ohne immer wieder aufgefordert und erinnert zu werden, dann muss man als beteiligte Pflegeperson/-kraft eben am Tag der Begutachtung auch etwas zum Essen und/oder Trinken hinstellen. Nur so kann man dem Gutachter klarmachen, welchen Hilfebedarf der Pflegebedürftige üblicherweise hat.

> **Hinweis**
>
> Den Pflegebedürftigen nicht allein essen zu lassen oder ihm vor der Begutachtung kein Essen hinzustellen, ist eine Fehldarstellung der Tatsachen und einer korrekten Pflegestufe nicht gerade zuträglich (vgl. 34. und 37. Fehler).

40. Fehler: Der Gutachter geht allein zum Pflegebedürftigen

Der Pflegebedürftige wird in seinem Wohnumfeld begutachtet (Ausnahme: Krankenhaus oder Rehabilitationseinrichtung (vgl. 41. Fehler)). Bei diesem Besuch im häuslichen Bereich sollte die Pflegeperson zugegen sein. In stationären Einrichtungen sollte jene Pflegefachkraft zugegen sein, die am besten mit der Situation des Pflegebedürftigen vertraut ist. Diese Angaben aus den Begutachtungs-Richtlinien (S. 20, C 2.2.2) sind lediglich Kann-Bestimmungen. Das bedeutet, dass keine der beteiligten Pflegepersonen/-kräfte diese Bestimmung einfordern kann.

Der Versicherte jedoch laut Begutachtungs-Richtlinien (S. 19, C 2.3) das Recht, sich während der Begutachtung des Beistands einer dritten Person zu bedienen, d. h., kein Pflegebedürftiger muss dem Begutachter allein gegenübertreten.

41. Fehler: Es findet keine Eilbegutachtung statt

Befindet sich der Antragsteller in einem Krankenhaus oder einer Rehabilitationseinrichtung, wird die Begutachtung im Allgemeinen nach dem Entlassungstermin stattfinden. Liegen jedoch Hinweise dafür vor, dass die Versorgung nach der Entlassung nicht sichergestellt ist, muss eine Begutachtung innerhalb einer Woche nach Antragstellung erfolgen. Dies kann auch nach Entlassung, also in der Pflegeeinrichtung, oder auch nach Aktenlage geschehen. Wichtig ist, dass dies innerhalb einer Woche nach Antragstellung geschieht (vgl. BRi, S. 24 und § 18 Abs. 3b SGB XI)

Eine solche Situation liegt im stationären Bereich im Allgemeinen nur dann vor, wenn ein Pflegebedürftiger bisher keiner Pflegestufe zugeordnet war. Dies gilt z. B., wenn ein Pflegebedürftiger einen Heimplatz sucht oder wenn er aus dem betreuten Bereich in die vollstationäre Pflege wechselt. Viele Einrichtungen tun gut daran, Pflegebedürftige nur nach einer Begutachtung durch den MDK aufzunehmen. Entweder hat dieser eine Pflegestufe festgestellt oder eine Heimpflegebedürftigkeit (BRi, S. 82, D 5.5) attestiert.

Nimmt eine Einrichtung einen Pflegebedürftigen ohne Pflegestufe auf bzw. ohne dass ein Gutachten die Heimpflegebedürftigkeit attestiert, so kann es bei der Finanzierung zu Schwierigkeiten kommen. Dies gilt insbesondere, wenn das Sozialamt einen Teil der Heimkosten übernehmen soll.

Jeder Pflegebedürftige hat zwar grundsätzlich das Recht, sich eine Einrichtung seiner Wahl zu suchen. Deckt jedoch das Einkommen die Kosten nicht, ist der Pflegebedürftige auf die Bezuschussung durch das Sozialamt angewiesen. In diesem Fall hat das Sozialamt ein Mitspracherecht und natürlich ein finanzielles Interesse daran, den Pflegebedürftigen nicht gerade in der teuersten Einrichtung unterzubringen.

Erhält eine stationäre Einrichtung die Anmeldung eines Pflegebedürftigen, der sich im Krankenhaus befindet und noch nicht eingestuft wurde, so ist dringend geraten, dass der Pflegebedürftige einen sogenannten Eilantrag stellt.

Im häuslichen Bereich gibt es ebenfalls Situationen, die eine rasche Begutachtung – am besten noch im Krankenhaus – notwendig machen. Befindet sich ein Antragsteller im Krankenhaus und steht dort bereits fest, dass noch vor der Entlassung bestimmte Vorkehrungen und Umbaumaßnahmen zu tätigen sind, wird eine schnelle Begutachtung unumgänglich. Die Pflegekassen subventionieren nämlich eine notwendige Umgestaltung des Wohnraumes mit bis zu € 2.557,– (§ 40 Abs. 4 SGB XI). Voraussetzung hierfür ist eine Pflegebedürftigkeit mindestens Stufe I. Diese Maßnahmen können sein: Türverbreiterung, Treppenlift, Badezimmerumgestaltung etc. Die Kasse ist zur Kostenübernahme nicht verpflichtet, die Maßnahme muss im Vorfeld beantragt werden.

Ist der Pflegebedürftige im Krankenhaus und eine Pflegebedürftigkeit bereits nach wenigen Tagen abzusehen, so sollte man nicht warten, bis der Entlassungstermin näher rückt, sondern schnell handeln. In der Regel sind die Sozialarbeiter der Krankenhäuser hierbei gern behilflich. Der Pflegebedürftige oder sein Vertreter sollte dennoch bei der Pflegekasse nachfragen, ob die Begutachtung schnell stattfinden kann.

In manchen Regionen ist es den Sozialarbeitern der Krankenhäuser erlaubt, sogenannte vorläufige Einstufungen vorzunehmen. Diese können auch von Seiten der Kasse nach Aktenlage geschehen. Diese Einstufung ist dann so lange gültig, bis eine endgültige Einstufung durch den MDK erfolgt.

Eine weitere Notwendigkeit zur Eilbegutachtung ergibt sich bei der Beantragung von Pflege- oder Familienzeit. Gemäß § 18 SGB XI wird dies in den Begutachtungs-Richtlinien (S. 25) wie folgt beschrieben: »Eine Begutachtung innerhalb von zwei Wochen nach Eingang des Antrages bei der zuständigen Pflegekasse ist erforderlich, wenn der Antragsteller sich in häuslicher Umgebung befindet, ohne palliativ versorgt zu werden, und die Inanspruchnahme von Pflegezeit nach dem Pflegezeitgesetz gegenüber dem Arbeitgeber der pflegenden Person angekündigt wurde oder mit dem Arbeitgeber der pflegenden Person eine Familienpflegezeit nach § 2 Abs. 1 des Familienpflegezeitgesetzes vereinbart wurde.«

42. Fehler: Unterstellungen des Gutachters werden hingenommen

Die Gutachter kommen zum Pflegebedürftigen und sehen im Prinzip nur einen winzigen Ausschnitt aus dem Leben dieses Menschen. Ihnen wird möglicherweise eine Szene »vorgespielt«, die es in der Realität nicht gibt (vgl. 34. Fehler).

Die Pflegeperson/-kraft schildert Tagesablauf, Besonderheiten des Pflegebedürftigen, Hilfebedarf und Häufigkeiten der Verrichtungen. Der Gutachter hört zu und stellt die Aussagen dann in Frage: Er äußert sich skeptisch über die geschilderten Aktionen und den Hilfebedarf. Solche Situationen sind relativ häufig.

Hier sollten Sie dem Gutachter deutlich machen, dass er von dem ganzen Tag des Pflegebedürftigen und dem gesamten Aufwand um ihn herum nur einen winzigen Ausschnitt sieht und erleben kann. Wenn diese Verdeutlichung nicht ausreicht und ggf. keine Pflegedokumentation vorliegt, die Aufschluss geben könnte, so sollten Sie klar fragen: »Was unterstellen Sie mir? Dass ich die Unwahrheit sage? Wenn ja, so hätte ich das gern schriftlich, vermerken Sie das in Ihrem Gutachten.« Ähnlich verhält es sich auch, wenn Gutachter anzweifeln, was in der Pflegedokumentation vermerkt wurde. Auch hier sollten Sie sofort einschreiten und diese Anschuldigung unterbinden mit dem Hinweis, ob sich der Gutachter bewusst ist, dass er gerade eine Straftat unterstellt, ggf. eine schriftliche Falschaussage (vgl. StGB § 267 bis 271).

Hinweis

Wer in die Offensive geht, wird erfahren, dass die meisten Gutachter zurückrudern. Sie wollen eine gewisse Skepsis an den Tag legen, aber natürlich niemanden der Lüge bezichtigen.

43. Fehler: Krankheitsbedingte Pflegemaßnahmen werden nicht berücksichtigt

Bei der Grundpflege finden manchmal zeitgleich auch krankheitsbedingte pflegerische Maßnahmen statt. Diese Maßnahmen sind entweder vom Arzt verordnet oder medizinisch-pflegerisch erforderlich. Diese Tatsache und die Notwendigkeit solcher Maßnahmen werden zwar vom Gutachter grundsätzlich anerkannt, aber einige Gutachter berechnen diese krankheitsbedingten Pflegemaßnahmen bei der Begutachtung nicht. Sie tun diese Verrichtungen als sogenannte Behandlungspflege ab und Behandlungspflege allein ist in der Tat als solche nicht anrechenbar.

Gemäß Begutachtungs-Richtlinien S. 49 und 114 (»Der Zeitaufwand für die Grundpflege einschließlich verrichtungsbezogene(r) krankheitsspezifische(r) Pflegemaßnahmen ist als Summenwert für die jeweilige(n) Verrichtung(en) darzustellen. Der auf die jeweilige verrichtungsbezogene krankheitsspezifische Pflegemaßnahme entfallende Zeitaufwand ist gesondert auszuweisen.«), sind die krankheitsbedingten Maßnahmen bei der Grundpflege jedoch als speziell erschwerende Faktoren zeitlich mit zu berechnen. Allerdings nur, wenn die krankheitsbedingten Pflegemaßnahmen:

- in zeitlichem und sachlichem Zusammenhang zu einer grundpflegerischen Verrichtung stehen,
- untrennbarer Bestandteil der Grundpflege sind,
- zwangsläufig zusammen mit der Grundpflege erbracht werden,
- bei jeder einzelnen grundpflegerischen Verrichtung konkret benannt werden.

Krankheitsbedingte Maßnahmen bei der Grundpflege

Beispiel 1: Wird ein Pflegebedürftiger während des morgendlichen Waschens wegen seiner Hauterkrankung (evtl. Psoriasis) mit einer medizinischen Salbe eingerieben, so wirkt sich diese Einreibung auf den Zeitorientierungswert beim Waschen verlängernd aus, die Zeit wird individuell berücksichtigt.
Wird der gleiche Pflegebedürftige im Laufe des Tages – aber außerhalb der Pflege – noch einmal eingerieben, so bleibt dies ohne jede Berücksichtigung, weil es mit keiner grundpflegerischen Verrichtung in Verbindung steht.

> **Beispiel 2:** Wird ein Pflegebedürftiger während der Ernährung über PEG oder während des Waschens oder Lagerns abgesaugt, so wirkt sich diese krankheitsspezifische Pflegemaßnahme verlängernd/erschwerend auf die anderen Verrichtungen aus. Die Zeit für das Absaugen während einer pflegerischen Verrichtung muss individuell bemessen werden.
>
> **Beispiel 3:** Wird das Ankleiden eines Pflegebedürftigen unterbrochen, weil erst die Kompressionsstrümpfe oder -verbände anzulegen sind, so wirkt sich diese krankheitsspezifische Pflegemaßnahme verlängernd/erschwerend auf das Ankleiden aus. Die Zeit muss auch hier individuell bemessen werden.
>
> **Beispiel 4:** Muss das Waschen unterbrochen werden, weil ein Pflegebedürftiger einen Verbandwechsel an einer Körperstelle hat, so wirkt sich diese krankheitsspezifische Pflegemaßnahme verlängernd/erschwerend auf das Waschen aus. Die Zeit muss individuell bemessen werden.

Diese krankheitsbedingten Maßnahmen bei der Grundpflege sind als Erschwernisfaktor bei der Begutachtung anzurechnen und werden zur grundpflegerischen Verrichtung hinzugerechnet. Dies gilt zunächst ungeachtet ihrer Zuordnung zu § 37 SGB V. Das heißt, bei der Einstufung muss die Zeit für die notwendige krankheitsbedingte Pflegemaßnahme auch dann berechnet werden, wenn diese Maßnahme laut Krankenkasse eine Behandlungspflege darstellt und evtl. bereits über den ambulanten Dienst mit der Kasse abgerechnet wird.

Die Begutachtungs-Richtlinien haben an einigen Stellen (S. 67 ff.) die krankheitsbedingten Maßnahmen beispielhaft aufgelistet. Was auch immer an krankheitsbedingten Pflegemaßnahmen während des Waschen, Anziehens, Ausscheidens, Essens, Trinkens etc. hinzukommt, wird mitberechnet, wenn oben genannte Kriterien zutreffen.

44. Fehler: Ein Kompressionsverband wird nicht berechnet

»Das Anziehen eines Kompressionsverbands können wir aber nicht berechnen.« Diesen Satz hörte ich auf einer Ausstellung an meinem Messestand. Dort standen sechs Mitarbeiter einer MDK-Geschäftsstelle aus Süddeutschland vor meinem Buch »MDK – Mit dem Gutachter eine Sprache sprechen« und sprachen mich wegen meiner Erläuterungen in diesem Buch an. Schließlich stünde ein Kompressionsverband nicht als Beispiel in den Begutachtungs-Richtlinien, sondern Kompressionsstrümpfe. Ich konnte den MDK-Mitarbeitern anhand der Begutachtungs-Richtlinien weiterhelfen:

»'Verrichtungen der Grundpflege' (Punkte 4.1–4.3). Auch bei der Anwendung der Orientierungswerte bleibt die individuelle Pflegesituation für die Feststellung des zeitlichen Umfangs des Hilfebedarfs maßgeblich. Insbesondere ist zu prüfen, ob die Durchführung der Pflege durch besondere Faktoren wie z. B. verrichtungsbezogene krankheitsspezifische Pflegemaßnahmen beeinflusst ist.

Als verrichtungsbezogene krankheitsspezifische Pflegemaßnahmen kommen nur solche Maßnahmen in Betracht, die aus medizinisch-pflegerischen Gründen regelmäßig und auf Dauer

- untrennbarer Bestandteil der Hilfe bei den in § 14 Abs. 4 SGB XI genannten Verrichtungen der Grundpflege sind oder
- objektiv notwendig im unmittelbaren zeitlichen und sachlichen Zusammenhang mit diesen Verrichtungen vorgenommen werden müssen.

Ausgangspunkt für die Bewertung verrichtungsbezogener krankheitsspezifischer Pflegemaßnahmen ist der Hilfebedarf bei der jeweiligen Verrichtung der Grundpflege nach § 14 Abs. 4 SGB XI. Verrichtungsbezogene krankheitsspezifische Pflegemaßnahmen stellen für sich allein gesehen keine Verrichtungen des täglichen Lebens dar und können deshalb nur dann berücksichtigt werden, wenn sie bei bestehendem Hilfebedarf bei den Verrichtungen der Grundpflege nach § 14 Abs. 4 SGB XI zusätzlich notwendig sind. Nur dann sind verrichtungsbezogene krankheitsspezifische Pflegemaßnahmen im Sinne eines Erschwernisfaktors bei der Feststellung des individuellen zeitlichen Hilfebedarfs für die jeweilige Verrichtung, ungeachtet der leistungsrechtlichen Konsequenzen, zu erfassen.« (S. 44)

»Der Zeitaufwand für die Grundpflege einschließlich verrichtungsbezogene(r) krankheitsspezifische(r) Pflegemaßnahmen ist als Summenwert für die jeweilige(n) Verrichtung(en) darzustellen. Der auf die jeweilige verrichtungsbezogene krankheitsspezifische Pflegemaßnahme entfallende Zeitaufwand ist gesondert auszuweisen.« (S. 49)

Diesen Argumenten hatten die MDK-Mitarbeiter nicht mehr entgegenzusetzen als den lapidaren Satz: »Unser Chef hat uns das anders erzählt.«

> **Hinweis**
>
> Es gibt in den Begutachtungs-Richtlinien (S. 67 ff.) zwar einige Beispiele für krankheitsspezifische Pflegemaßnahmen, aber die Aufzählung ist nicht vollständig. Insofern sollte jede krankheitsspezifische Pflegemaßnahme, die innerhalb der Grundpflege erforderlich wird, auch bei der Begutachtung benannt werden. Ist diese Maßnahme zwangsläufig und im unmittelbaren zeitlichen und sachlichen Zusammenhang mit der Grundpflege erforderlich, so ist sie zu dem Grundpflegebedarf hinzuzurechnen.

45. Fehler: Erschwernisfaktoren werden nicht berücksichtigt

Der Gutachter ermittelt den Pflegebedarf anhand vorliegender Erkenntnisse. Man erzählt ihm, dass der Pflegebedürftige hier und dort Hilfe benötigt und er berechnet ausschließlich die in der Begutachtung erwähnten Pflegeminuten. Doch obwohl die beteiligte Pflegeperson/-kraft detailliert schildert, wie die Pflege erschwert wird, lässt sich der Gutachter nicht beirren und bleibt strikt in seinem Zeitorientierungswert. Dabei gibt es allgemeine Erschwernisfaktoren gemäß Begutachtungs-Richtlinien (S. 114):

- Körpergewicht über 80 kg
- Kontrakturen/Einsteifung großer Gelenke/Fehlstellungen der Extremitäten
- Hochgradige Spastik, z. B. bei Hemiplegien und Paraparesen
- Einschießende unkontrollierte Bewegungen
- Eingeschränkte Belastbarkeit infolge schwerer kardiopulmonaler Dekompensation mit Orthopnoe und ausgeprägter zentraler und peripherer Zyanose sowie peripheren Ödemen
- Erforderlichkeit der mechanischen Harnlösung oder der digitalen Enddarmentleerung
- Schluckstörungen/Störungen der Mundmotorik, Atemstörungen

- Abwehrverhalten/fehlende Kooperation mit Behinderung der Übernahme (z. B. bei geistigen Behinderungen/psychischen Erkrankungen)
- Stark eingeschränkte Sinneswahrnehmung (Hören, Sehen)
- Starke therapieresistente Schmerzen
- Pflegebehindernde räumliche Verhältnisse
- Zeitaufwendiger Hilfsmitteleinsatz (z. B. bei fahrbaren Liftern/Decken-, Wandliftern)
- Verrichtungsbezogene krankheitsspezifische Pflegemaßnahmen, die aus medizinisch-pflegerischen Gründen regelmäßig und auf Dauer untrennbarer Bestandteil der Hilfe bei den in § 14 Abs. 4 SGB XI genannten Verrichtungen der Grundpflege sind oder objektiv notwendig im unmittelbaren zeitlichen und sachlichen Zusammenhang mit diesen Verrichtungen vorgenommen werden müssen.

Verdeutlicht die Pflegeperson/-kraft, wie der eine oder andere Erschwernisfaktor in die Grundpflege hineinspielt, so ist das eine Möglichkeit, den Zeitorientierungswert zu verlassen.

Erschwernisfaktoren und ihre Konsequenzen

Für die Ganzkörperwaschung werden 20 bis 25 Minuten veranschlagt. Hat nun ein Pflegebedürftiger erhebliches Übergewicht, muss man als Pflegeperson/-kraft nicht nur mehr Hautoberfläche waschen als bei einem Normalgewichtigen, sondern die Pflegebedürftige hat vielleicht auch einen kräftigen Busen, unter dem gründlich gewaschen werden muss; kräftige Oberschenkel, sodass man nicht gut an den Intimbereich herankommt; Fettschürzen am Bauch, unter denen es besonders zu waschen und trocknen gilt.

Eine Erschwernis beim Waschen sind auch Kontrakturen an den Armen und Händen, weil man hier, insbesondere bei den sogenannten »Krallenhänden«, nur schwer waschen und trocknen kann.

Ein anderes Beispiel ist ein Mensch mit überschießenden Bewegungen. Es ist sehr leicht nachvollziehbar, dass das Rasieren bei einem Pflegebedürftigen, dessen Kopf permanent hin- und herpendelt oder der ständig zuckt, sehr viel schwieriger ist.

Ein weiteres Beispiel ist auch die Halbseitenlähmung. Ein Pflegebedürftiger mit Schluckstörung, der zudem den Mund nicht ganz schließen kann, weil der Mundwinkel hängt, wird mit diesem Erschwernisfaktor mehr als die genannten Minuten an Hilfe benötigen. Weil er sehr viel langsamer und bedächtiger kauen muss, sich dabei die Nahrung evtl. in der Wangentasche der gelähmten Seite staut und langsam aus dem Mund am Mundwinkel der gelähmten Seite austritt.

Diese Punkte müssen dem Gutachter transparent gemacht werden.

46. Fehler: Bei psychisch Kranken werden Besonderheiten nicht berechnet

Psychisch Kranke sind die weitaus größte Gruppe aller Pflegebedürftigen, insbesondere im stationären Altenhilfebereich. Diese Menschen weisen häufig Besonderheiten auf, die sich sehr unterschiedlich auf die Pflege auswirken können, zum Beispiel:
- Weglauftendenzen
- Mangelnde Motivation
- Fehlende Einsicht
- Wahrnehmungsstörungen
- Ablenkung und Unterbrechung der Verrichtung
- Schwankender Hilfebedarf
- Abwehrverhalten mit Behinderung der Pflegeperson/-kraft

Immer wieder höre ich bei Seminaren oder in Einrichtungen, dass diese Besonderheiten bei der Begutachtung nicht beachtet und somit auch nicht berechnet wurden. Einzeln betrachtet ist keine der oben genannten Besonderheiten anrechenbar. Aber wenn eine Besonderheit die Grundpflege beeinflusst, muss diese Besonderheit auch beachtet und berechnet werden. Hierzu einige Beispiele aus den Begutachtungs-Richtlinien (S. 52 D 4.0, III. 8.f):
- Weglauftendenzen
  – Der Pflegebedürftige entfernt sich beim Waschen aus dem Badezimmer. Die Pflegeperson/-kraft überredet den Pflegebedürftigen weiter-

zumachen und das Waschen fortzusetzen. Dieses Überzeugungsgespräch wird bei der Begutachtung mitberechnet.
- Mangelnde Motivation
  - Der Pflegebedürftige ist eher lethargisch und will den ganzen Tag im Bett liegen. Diese mangelnde Motivation muss von der Pflegeperson/-kraft kompensiert werden. Sie muss immer wieder auf den Pflegebedürftigen einreden, ihn motivieren und ihm Hilfestellung leisten.
- Fehlende Einsicht
  - Der Pflegebedürftige sieht nicht ein, warum er sich heute schon wieder waschen soll oder schon wieder essen und trinken soll. Auch hier ist es Aufgabe der Pflegeperson/-kraft, ihn von der Notwendigkeit zu überzeugen.
- Wahrnehmungsstörungen
  - Einige Pflegebedürftige verkennen ihre eigene Situation. Sie unterschätzen den Hilfebedarf, stellen sich besser dar, als sie eigentlich dran sind, und behaupten oft, noch sehr gut allein zurechtzukommen. Hier muss die Pflegeperson/-kraft sensibel einwirken, um den Pflegebedürftigen zur Verrichtung zu bewegen und von der notwendigen Hilfe zu überzeugen.
- Ablenkung und Unterbrechung der Verrichtung
  - Immer wieder kommt es vor, dass Pflegebedürftige bei einer Verrichtung, wie z. B. dem Essen, durch andere Dinge abgelenkt werden. Sie verlassen den Tisch, stehen auf und suchen irgendetwas oder irgendwen. Oder sie bleiben zwar sitzen, beschäftigen sich aber mit ihren Kleidern oder mit ihrer Handtasche. Die Pflegeperson/-kraft muss dazu beitragen, dass die Unterbrechungen so kurz wie möglich sind, zur zielgerichteten Beendigung motivieren und anleiten.
- Schwankender Hilfebedarf
  - Insbesondere demenziell Erkrankte haben Schwankungen im Tagesablauf. Während sie am frühen Morgen noch relativ gut anzuleiten und zu motivieren sind – oder sogar noch relativ selbstständig die Verrichtungen des täglichen Lebens durchführen können – sind sie am späten Nachmittag zusehends unruhig und verwirrt und nicht mehr zur zielgerichteten, selbstständigen Beendigung einer Verrichtung in der Lage. Die Pflegeperson/-kraft muss die Verrichtung am Morgen evtl. nur anleiten und beaufsichtigen, am Abend aber komplett über-

nehmen. Als Beispiel sei hier noch einmal das Essen genannt. Morgens genügen der Anreiz und der Anstoß, doch das Frühstück einzunehmen; am Abend wird das Abendbrot teilweise oder ganz gereicht, weil der Pflegebedürftige das Essen nicht selbst zum Mund führen kann.

- Abwehrverhalten mit Behinderung der Pflegeperson/-kraft
  - Es gibt immer wieder Situationen, in denen sich der Pflegebedürftige unter Druck gesetzt oder in die Enge gedrängt fühlt. Aus lauter Hilflosigkeit wehrt er sich gegen ihm vertraute Personen und Handlungen. Die Pflegeperson/-kraft will dem Pflegebedürftigen helfen, die nasse Unterwäsche zu wechseln, der Pflegebedürftige wehrt die helfende Hand ab oder hält an der nassen Hose fest. Die Pflege wird hier also durch den Pflegebedürftigen erschwert.

Hinweis

All diese Besonderheiten werden in den Begutachtungs-Richtlinien hervorgehoben und als erforderlicher Hilfebedarf dargestellt. Es ist also zwingend nötig, die Besonderheiten bei der Begutachtung hervorzuheben, zu verdeutlichen (vgl. 34. Fehler) und – wo vorhanden – auch in der Pflegedokumentation schriftlich zu fixieren. Und zwar in der Pflegeplanung unter der entsprechenden Rubrik, in der auch der Hilfebedarf bei der Grundpflege (Körperpflege, Ernährung, Mobilität) beschrieben wird.

6 ANRECHENBARER HILFEBEDARF

47. Fehler: Maßnahmen erfolgen gegen den Willen des Pflegebedürftigen

Es gibt Pflegebedürftige, die eine tägliche Körperpflege oder einen Wäschewechsel als unnötig ansehen. Selbst beschmutzte Kleidung gilt bei ihnen als sauber und wird nur mit erheblichem Widerstand herausgegeben.

Pflegebedürftige, die sich in der Obhut eines professionellen Pflegedienstes befinden oder gar in einem Pflegeheim sind, haben hier oft wenig Chancen, ihren eigenen Willen durchzusetzen. Allzu oft gilt noch die Devise, dass jeder jeden Tag gewaschen werden muss. Dieser Druck wird durch die Angehörigen noch verstärkt, die den Pflegekräften sagen: »Ich zahle hier viel Geld, da kann ich erwarten, dass meine Mutter wenigstens gewaschen wird.« Wer kennt solche oder ähnliche Aussagen nicht?

Dass die Würde des Pflegebedürftigen hier vernachlässigt wird, ist selbstverständlich. Dass über Menschen einfach fremdbestimmt wird, ist offensichtlich. Dass die Pflegekräfte in ihrem Bemühen, es einem Angehörigen Recht zu machen, sogar bis zur Freiheitseinschränkung gehen, ist die Folge.

Andererseits denken noch immer viele Pflegende, dass nur eine Tätigkeit, die durchgeführt wird, tatsächlich auch berechnet werden kann. Auch das mag ein Grund sein, warum Pflegekräfte auf der Durchführung beharren.

Das ist jedoch grundlegend falsch. Es geht nie darum, was die Pflegenden für den Pflegebedürftigen tun. Es geht immer nur um den Hilfebedarf des Pflegebedürftigen. Wenn sich also ein Pflegebedürftiger nicht waschen, nicht umziehen oder sein Inkontinenzprodukt nicht wechseln lassen will, so ist das für die Pflegestufe nicht abträglich. Denn berechnet wird der Bedarf, auch wenn der Pflegebedürftige nicht versorgt ist: »Ebenso wenig entspricht unzureichende Pflege (Unterversorgung) dem Maß des Notwendigen. Soweit die Pflege, ggf. auch auf Wunsch des Antragstellers, tatsächlich unzureichend erbracht wird, hat der Gutachter auf das Maß des Notwendigen abzustellen.

Maßgebend ist die Einschränkung der Fähigkeit, die regelmäßig wiederkehrenden Verrichtungen ohne personelle Hilfe vornehmen zu können. Hilfebedarf ist auch dann gegeben, wenn die Verrichtung zwar motorisch ausgeübt, jedoch deren Notwendigkeit nicht erkannt oder nicht in sinnvolles Handeln umgesetzt werden kann«, heißt es in den Begutachtungs-Richtlinien (S. 43)

> **Hinweis**
>
> Wer einen Pflegebedürftigen beispielsweise gegen seinen Willen wäscht, begeht einen schweren Eingriff in dessen Persönlichkeitsrechte.

48. Fehler: Individuelle Bedürfnisse bleiben unberücksichtigt

Einige Gutachter gehen strikt nach einem – evtl. in der Geschäftsstelle selbst erstellten – Katalog vor (vgl. 96. Fehler). Es werden die Minuten aus den Begutachtungs-Richtlinien herangezogen und innerhalb des Zeitorientierungswertes meist der untere Wert genommen. Begründet wird dieses Vorgehen oftmals nicht. Aber es wird so dargestellt, als seien die Minuten aus den Begutachtungs-Richtlinien verbindlich. Es wird behauptet, die Begutachtungs-Richtlinien sei für alle gleich, würde den Pflegebedürftigen nicht als Individuum behandeln, sondern bei jedem Pflegebedürftigen werde die annähernd gleiche Zeit berechnet, nämlich der Korridor, der zur Verfügung steht.

Das stimmt so jedoch nicht. Dies belegen die Begutachtungs-Richtlinien (S. 111): »Für die Feststellung der Pflegebedürftigkeit und die Zuordnung zu einer Pflegestufe ist allein der im Einzelfall bestehende individuelle Hilfebedarf des Antragstellers maßgeblich.«

Und weiter unten auf der gleichen Seite: »Die Zeitorientierungswerte entbinden den Gutachter nicht davon, in jedem Einzelfall den Zeitaufwand für den Hilfebedarf bei der Grundpflege des Antragstellers entsprechend der individuellen Situation des Einzelfalles festzustellen.«

Das bedeutet, dass es eine sehr gute Handhabe gegen die pauschale Vorgehensweise einiger Gutachter gibt: Entweder nehmen Sie bei der Begutachtung direkt Einfluss oder aber später, wenn Sie das Gutachten zur Verfügung haben (vgl. 23. Fehler).

49. Fehler: Nicht täglich wiederkehrender Hilfebedarf wird nicht berücksichtigt

Da schildert die Pflegeperson/-kraft dem Gutachter, dass der Pflegebedürftige immer wieder mal das eine oder andere Problem hat. Mal nässt er ein, mal schmiert er mit Stuhlgang oder verlegt seine Zahnprothese. Auf diese Schilderungen weisen einige Gutachter darauf hin, dass nur der täglich wiederkehrende Bedarf berechnet wird. Alles, was nicht täglich geschieht, ist nicht anrechenbar.

Die Begutachtungs-Richtlinien (S. 49) stellen dies aber anders dar: »Auch die nicht tägliche Hilfeleistung bei den gesetzlich festgelegten Verrichtungen ist bei der Feststellung des Zeitaufwandes zu berücksichtigen (siehe auch Punkt F ›Orientierungswerte zur Pflegezeitbemessung für die in § 14 SGB XI genannten Verrichtungen der Grundpflege‹), soweit diese regelmäßig, d. h. mindestens einmal pro Woche, und auf Dauer erbracht wird. Der Zeitumfang dieser Hilfeleistung ist auf den Tag umzurechnen.«

Wenn Probleme beim Pflegebedürftigen also kein vorübergehendes Phänomen sind und wenigstens einmal pro Woche geschehen, so wird wie folgt verfahren: Der Hilfebedarf für die Verrichtung wird ermittelt und dann auf die Woche umgerechnet.

Beispiel: Der Pflegebedürftige hat eingenässt, das Inkontinenzprodukt und die Hose sind nass, und das passiert durchschnittlich zweimal pro Woche. Die Berechnung:

Unterkörper entkleiden	2–3 Minuten
Inkontinenzproduktwechsel	4–6 Minuten
Unterkörperwäsche	10–12 Minuten
Unterkörper ankleiden	5–6 Minuten
Gesamtsumme:	21–27 Minuten

Diese ermittelten Gesamtminuten (nehmen wir den unteren Wert von 21 Minuten an) werden dann mit 2 multipliziert, weil das Malheur zweimal pro Woche geschieht. Zweimal 21 Minuten ergibt 42. Diese 42 Pflegeminuten pro Woche müssen dann auf den Tagesdurchschnitt berechnet werden, also durch 7 geteilt werden. Somit würden in unserem Beispiel 2 x 21 = 42 geteilt durch 7, genau 6 Minuten pro Tag berechnet werden müssen.

50. Fehler: Auch der Hilfebedarf außerhalb der Grundpflege wird berechnet

Da der Mensch auch Grundbedürfnisse hat, wie z. B. Kommunikation, Kultur etc., gehen viele Pflegepersonen/-kräfte davon aus, dass diese Bedürfnisse auch mitberechnet werden müssten. Einige sind auch der Ansicht, dass Behandlungspflege, Pflegedokumentation, nächtliche Kontrollgänge etc. ebenfalls angerechnet werden müssten. Schließlich benötigt der Pflegebedürftige auch über die Grundpflege hinaus fremde Hilfe, wenn er beispielsweise aus dem Haus möchte, im Garten oder auf der Terrasse sitzen, mit in die Stadt möchte etc.

All diese Bedürfnisse sind sicherlich bei den Pflegebedürftigen vorhanden und werden auch von den Pflegepersonen/-kräften abgedeckt. Aber berechnet werden diese Arten der Hilfe bei der Einstufung nicht.

SGB XI erläutert in § 14 der Begriff der Pflegebedürftigkeit und in § 15 die einzelnen Pflegestufen. Bereits dort ist zu erkennen, dass die Grundpflege im Vordergrund steht. Daneben ist nur die Hauswirtschaft anrechenbar. In den Begutachtungs-Richtlinien wird diese Definition noch einmal wiederholt und der Hilfebedarf um die Grundpflege herum erläutert.

Die anrechenbaren Grundpflegeverrichtungen habe ich im 2. Fehler (Tabelle 1) aufgeführt. Alles, was dort nicht zu finden ist, wird nicht separat berechnet.

51. Fehler: Was nicht bezahlt wird, wird auch nicht durchgeführt

Sie wissen bereits, dass lediglich die Grundpflege zu einer Einstufung führen kann. Das könnte bei mancher Pflegekraft zu dem Schluss führen, dass sie nur jene Tätigkeiten durchführen sollte, die auch berechnet werden. Dieser Gedanke ist nachvollziehbar, muss aber sofort revidiert werden.

Der Pflegebedürftige erhält eine Pflegestufe entsprechend seines Pflegebedarfs in der Grundpflege. Er schließt aber einen Heimvertrag mit dem Pflegeheim oder einen Pflegevertrag mit dem ambulanten Dienst ab, der neben der Grundpflege noch weitere Rechte und Pflichten definiert.

Gemäß Heimvertrag hat der Bewohner etwa die Möglichkeit, die Gemeinschaftseinrichtungen zu nutzen, an gesellschaftlichen und kulturellen Angeboten im Haus teilzunehmen etc. Die Pflegeeinrichtung hat ihrerseits einen Vertrag mit der Pflegekasse. Diese Rahmen- und Versorgungsverträge definieren die Regeln in der Versorgung und in Bezug auf die Verpflichtungen gegenüber den Pflegebedürftigen. In diesen Verträgen steht unter anderem, dass der Pflegebedürftige jede ärztlich verordnete (delegierbare) Behandlungspflege erhält, und dies ohne gesondertes Entgelt. Oder dass der Pflegebedürftige an der sozialen Betreuung teilnehmen kann – ebenfalls ohne gesonderte Berechnung.

> **Hinweis**
>
> Die Ermittlung des Pflegebedarfs hat nichts damit zu tun, was man dem Pflegebedürftigen an Leistungen zukommen lässt. Die Leistung, die der Pflegebedürftige erhält, ist im Vertrag geregelt und unabhängig von der Pflegestufe sind gewisse Leistungen zu erbringen.

52. Fehler: Für den Bedarf zweier Pflegekräfte wird die Zeit nicht verdoppelt

Vorwiegend in stationären Pflegeeinrichtungen, aber auch bei ambulanten Wohnsituationen, kommt es vor, dass Pflegebedürftige nur mit zwei Personen zu versorgen sind. Sei es, weil der Pflegebedürftige für eine Person zu schwer ist oder weil er zu steif ist, um allein versorgt werden zu können. Oder aber auch, weil der Pflegebedürftige von einer Person abgelenkt werden muss, damit die andere die pflegerische Verrichtung vornehmen kann. Bei solchen Pflegesituationen muss der Zeitaufwand, den eine Person für die Pflege benötigt, verdoppelt werden. Aber genau das wird in mancher Begutachtung verneint. Immer wieder höre ich in Seminaren oder von Pflegepersonen/-kräften, dass der Gutachter bei der Einstufung angab, eine zweite Person sei nicht anrechenbar.

Doch in den Begutachtungs-Richtlinien (S. 49) heißt es: »Bei unvermeidbarem zeitgleichen Einsatz zweier Pflegekräfte/Pflegepersonen ist der Zeitaufwand beider Pflegepersonen zu addieren.«

> **Hinweis**
>
> Wenn ein Pflegebedürftiger von zwei Pflegepersonen/-kräften versorgt werden muss, muss auch die benötigte Zeit verdoppelt werden. Allerdings muss der Einsatz der zweiten Person unvermeidbar sein. Es ist also nicht logisch, wenn ein Pflegebedürftiger mal mit einer und mal mit zwei Pflegekräften gelagert werden muss. Es sei denn, Sie haben in der Pflegeplanung hinreichend begründet, warum das so ist.

53. Fehler: Entweder wird das Wasserlassen oder der Inkontinenzproduktwechsel berechnet

Es gibt Gutachter, die den Schilderungen von Pflegepersonen/-kräften entgegenhalten, dass beim Thema Ausscheidung nicht alles möglich ist. Wenn ein Pflegebedürftiger ein Inkontinenzprodukt trägt, so kann das Wasserlassen nicht mehr berechnet werden, schließlich trägt der Pflegebedürftige dafür ein Inkontinenzprodukt. Insofern müsse man sich schon entscheiden, ob nun ein Inkontinenzprodukt erforderlich sei oder nicht.

Solche Äußerungen zeigen, dass man sich im Bereich der Begutachtung und der dazugehörigen Richtlinien auskennen muss, um hier mit Gegenargumenten aufwarten zu können.

Wie bereits im 20. Fehler aufgeführt, besteht ein Toilettengang aus mehreren Einzelverrichtungen. Jede einzelne Verrichtung muss demzufolge auch einzeln gewertet werden.

Dass ein Inkontinenzprodukt den Gang zur Toilette ersetzt, ist nicht zwangsläufig Tatsache. Das Inkontinenzprodukt ist ein Schutz bei bestehender Inkontinenz. Aber wenn keine komplette Inkontinenz vorliegt, kann der Pflegebedürftige durchaus noch auf der Toilette Wasser lassen. Das Wasserlassen auf der Toilette ist bei einem Toilettentraining sogar das Ziel. So kann es sein, dass ein Pflegebedürftiger, obwohl er ein Inkontinenzprodukt hat, alle zwei Stunden zur Toilette gebracht wird.

54. Fehler: Annahme, mehr als 5 Toilettengänge bzw. Inkontinenzproduktwechsel pro Tag würden nicht angerechnet

Wie oft ich den Satz »Ich dachte, es gibt nur maximal fünf Toilettengänge pro Tag« schon gehört habe, kann ich nicht mehr zählen. Viele Gutachter erzählen den Pflegepersonen/-kräften offensichtlich, dass sie keine Strichlisten führen müssen, es seien sowieso nur fünf Toilettengänge pro Tag anrechenbar. Diese Aussage ist weder nachvollziehbar noch rechtlich fundiert. In den Begutachtungs-Richtlinien steht überhaupt nichts davon. Es gibt weder eine zeitliche Befristung für pflegerische Verrichtungen noch eine begrenzte Häufigkeit und erst recht nicht bei der Ausscheidung.

In den Begutachtungs-Richtlinien (S. 111 ff.) heißt es: »Für die Feststellung der Pflegebedürftigkeit und die Zuordnung zu einer Pflegestufe ist allein der im Einzelfall bestehende individuelle Hilfebedarf des Antragstellers maßgeblich. Insofern können und sollen die Zeitorientierungswerte für die Begutachtung nach dem SGB XI nur Anhaltsgrößen im Sinne eines Orientierungsrahmens liefern. Sie sind damit für den Gutachter ein Instrument zur Feststellung des individuellen Hilfebedarfs.«

- »Die Zeitorientierungswerte enthalten keine verbindlichen Vorgaben. Sie haben nur Leitfunktion.
- Die Zeitorientierungswerte entbinden den Gutachter nicht davon, in jedem Einzelfall den Zeitaufwand für den Hilfebedarf bei der Grundpflege (Körperpflege, Ernährung, Mobilität) des Antragstellers entsprechend der individuellen Situation festzustellen. Unzulässig wären beispielsweise eine schematische und von den Besonderheiten des Einzelfalles losgelöste Festsetzung stets des unteren oder des oberen oder eines arithmetisch gemittelten Zeitwertes.
- Die Zeitorientierungswerte enthalten keine Vorgaben für die personelle Besetzung von ambulanten, teil- oder vollstationären Pflegeeinrichtungen und lassen auch keine Rückschlüsse hierauf zu. Sie haben nur für die Feststellung der Leistungsvoraussetzungen nach dem SGB XI Bedeutung. Die personelle Besetzung von Einrichtungen betrifft demgegenüber die Leistungserbringung, die bei häuslicher und teilstationärer Pflege die familiäre, nachbarschaftliche oder sonstige ehrenamtliche Pflege und Betreuung ergänzt, die bei vollstationärer Pflege nach der Art (z. B. Hilfe

bei anderen als den in § 14 Abs. 4 SGB XI genannten Verrichtungen) oder dem Umfang der Leistung über den Rahmen des SGB XI hinausgeht.«
- »Soweit sich im Rahmen der Begutachtungen Abweichungen von den Zeitorientierungswerten ergeben, sind die Abweichungen im Einzelnen zu begründen.«
- »Die maßgebliche Bedeutung der individuellen Pflegesituation bleibt auch bei der Einführung von Zeitorientierungswerten uneingeschränkt erhalten.«

Das bedeutet: Wenn ein Pflegebedürftiger alle 2 Stunden am Tag die Toilette aufsucht, muss er in 12 Stunden auch 7-mal gehen. Ist die Person inkontinent, muss das Inkontinenzprodukt vermutlich auch 7-mal gewechselt werden.

55. Fehler: Annahme, die Unterkörperpflege sei beim Inkontinenzproduktwechsel bereits inbegriffen

Es gibt Pflegebedürftige, die den Großteil ihrer Ausscheidung nicht in die Toilette, sondern in die Hose, bzw. das Inkontinenzprodukt machen. Wenn ein Mensch nun in das Inkontinenzprodukt ausscheidet, muss der Intimbereich auch gewaschen werden. Inkontinenz ist eine Krankheit, somit ist das zusätzliche Waschen nach der Ausscheidung krankheitsbedingt begründet.

Einige Gutachter sagen jedoch, dass dieses erneute Waschen nicht anrechenbar sei. Die Unterkörperwäsche sei bereits bei der Ermittlung der Zeitorientierungswerte beim Inkontinenzproduktwechsel enthalten.

Diese Annahme ist falsch. Wie im 20. Fehler und in den Begutachtungs-Richtlinien (S. 57 ff.) beschrieben, muss jede Verrichtung einzeln gewertet werden. Das Waschen des Unterkörpers ist eine einzelne Verrichtung und der Inkontinenzproduktwechsel eine andere einzelne Verrichtung:
- »Die notwendigen Handgriffe bei diesem Hygienevorgang, das Richten der Kleidung vor und nach der Benutzung der Toilette, die Intimhygiene wie das Säubern nach dem Wasserlassen und dem Stuhlgang sind zu berücksichtigen, ebenso das Entleeren und Säubern eines Toilettenstuhls bzw. eines Steckbeckens oder das Entleeren/Wechseln eines Urinbeutels« (S. 68).

- Unter der Überschrift »Waschen« (S. 114) steht hingegen: »Während die Intimwaschungen hier zu berücksichtigen sind, ist die Durchführung einer Intimhygiene z. B. nach dem Toilettengang der Verrichtung ›Darm- und Blasenentleerung‹ zuzuordnen« (S. 115).

56. Fehler: Die Aktivierung wird nicht berechnet

Die Pflege hat die Aktivierung des Pflegebedürftigen zum Ziel. Diese Aktivierung ist sogar gesetzlich verpflichtend geregelt (§ 28 Abs. 4 SGB XI). Seit Beginn der Pflegeversicherung wurde über kaum etwas anderes so differenziert diskutiert wie über diese Aktivierung, die aber nicht explizit als Hilfebedarf benannt und somit auch nicht separat anrechenbar ist.

Dennoch ist es möglich, die Aktivierung innerhalb der Grundpflege als Hilfebedarf anzurechnen. Man muss nur in den Begutachtungs-Richtlinien nachlesen, wofür der Begriff synonym noch genutzt wird:

- Seite 43 (D 4.0/II): »Unterstützung bedeutet, den Antragsteller durch die Bereitstellung sächlicher Hilfen in die Lage zu versetzen, eine Verrichtung selbstständig durchzuführen. Dazu gehört z. B. beim Gehen die Bereitstellung eines Rollators.«
- Seite 43: »Bei der teilweisen Übernahme werden in Abgrenzung zur Unterstützung unmittelbare personelle Hilfen bei der Durchführung einer Verrichtung berücksichtigt. Teilweise Übernahme bedeutet, dass die Pflegeperson den Teil der Verrichtungen des täglichen Lebens übernimmt, den der Antragsteller selbst nicht ausführen kann.
Vollständige Übernahme bedeutet, dass die Pflegeperson alle Verrichtungen ausführt, die der Antragsteller selbst nicht ausführen kann, d. h. keinen eigenen Beitrag zur Vornahme der Verrichtung leisten kann.«
- Seite 43 (D 4.0/II): »Ein Hilfebedarf in Form der Anleitung und Beaufsichtigung ist nur zu berücksichtigen, wenn dieser bei den in § 14 Abs. 4 SGB XI genannten Verrichtungen erforderlich ist. Anleitung bedeutet, dass die Pflegeperson bei einer konkreten Verrichtung den Ablauf der einzelnen Handlungsschritte oder den ganzen Handlungsablauf anregen, lenken oder demonstrieren muss. Bei der Beaufsichtigung steht zum einen die Sicherheit beim konkreten Handlungsablauf der Verrichtungen im Vordergrund, zum anderen die Kontrolle darüber, ob die betreffenden Verrichtungen in der erforderlichen Art und Weise durchgeführt werden.

Beaufsichtigung und Anleitung zielen darauf, dass die regelmäßig wiederkehrenden Verrichtungen im Ablauf des täglichen Lebens nach § 14 Abs. 4 SGB XI in sinnvoller Weise vom Antragsteller selbst durchgeführt werden. Beaufsichtigung und Anleitung bei diesen Verrichtungen richten sich auch darauf,
- körperliche, psychische und geistige Fähigkeiten zu fördern und zu erhalten (z. B. Orientierung zur eigenen Person und in der Umgebung),
- Selbst- oder Fremdgefährdung zu vermeiden (z. B. durch unsachgemäßen Umgang mit Strom, Wasser oder offenem Feuer),
- Ängste, Reizbarkeit oder Aggressionen beim Antragsteller abzubauen.«

Auch dies muss dem Gutachter – per Pflegeplanung und Dokumentation – transparent gemacht werden.

57. Fehler: Prophylaxen werden automatisch mit berechnet

Prophylaxen sind eine der wesentlichen Tätigkeiten, um den Pflegebedürftigen vor Sekundärschäden zu bewahren. Deshalb wird den Prophylaxen eine sehr hohe Bedeutung in der professionellen Pflege beigemessen und den Pflegekräften häufig der lückenlose Nachweis über die Erbringung der erforderlichen Prophylaxen abverlangt. Weil die Prophylaxen so wichtig sind, werden sie in der Begutachtung von Pflegebedürftigen auch immer wieder als Hilfebedarf angegeben. Viele Pflegekräfte sind der Meinung, diese Prophylaxen seien anrechenbar.

Dies ist aber leider nur eingeschränkt der Fall. Anrechenbar ist nur der Hilfebedarf, der aufgrund einer Erkrankung in der Grundpflege durchgeführt werden muss, weil er eben krankheitsbedingt notwendig oder als allgemeine Lebenserfahrung gilt.

Beispiel Soorprophylaxe: Diese Prophylaxe wird als Vorsorge vor einer Pilzinfektion im Mund durchgeführt. Das bedeutet, dass dieser Maßnahme keine Erkrankung zugrunde liegt. Somit fehlt die erste Voraussetzung für die Anrechnung des Hilfebedarfs. Anrechenbar wäre aber eine Mundpflege wegen fehlendem Speichelfluss oder weil jemand Nahrung in den Wangentaschen sammelt oder den Speichel nicht komplett schlucken kann.

Beispiel Sturzprophylaxe: Diese ist als solche nicht anrechenbar. Wird allerdings ein Pflegebedürftiger auf dem Weg zum Bad oder zur Toilette begleitet, damit er sicher dort ankommt, so ist diese Beaufsichtigung und Anleitung wegen Selbstgefährdung durchaus anrechenbar.

> **Hinweis**
>
> Alles was im Rahmen der Grundpflege als Hilfe zu ihrer Durchführung erforderlich ist, wird berechnet.

In den Begutachtungs-Richtlinien (S. 45) werden beide Fälle erläutert und es stellt sich heraus, dass einmal die Aufsicht bei der Pflege berechnet wird, die allgemeine Beaufsichtigung tagsüber aber nicht. »Beaufsichtigung und Anleitung zielen darauf, dass die regelmäßig wiederkehrenden Verrichtungen im Ablauf des täglichen Lebens nach § 14 Abs. 4 SGB XI in sinnvoller Weise vom Antragsteller selbst durchgeführt werden. Beaufsichtigung und Anleitung bei diesen Verrichtungen richten sich auch darauf,
- körperliche, psychische und geistige Fähigkeiten zu fördern und zu erhalten (z. B. Orientierung zur eigenen Person und in der Umgebung),
- Selbst- oder Fremdgefährdung zu vermeiden (z. B. durch unsachgemäßen Umgang mit Strom, Wasser oder offenem Feuer),
- Ängste, Reizbarkeit oder Aggressionen beim Antragsteller abzubauen.

Ein unabhängig von den in § 14 Abs. 4 SGB XI genannten Verrichtungen erforderlicher allgemeiner Aufsichts- und Betreuungsbedarf (z. B. eines geistig behinderten Menschen) ist bei der Feststellung des Hilfebedarfs nicht zu berücksichtigen. Dies gilt auch für die allgemeine Beaufsichtigung und Betreuung zur Vermeidung einer Selbst- oder Fremdgefährdung.«

Beispiel Kontrakturprophylaxe: Hier wird der Pflegebedürftige aufgefordert, seine Arme und Beine aktiv und passiv zu bewegen, damit die Gelenke nicht versteifen. Diese Aufforderung zur Bewegung ist nicht anrechenbar.

Denn noch liegt ja keine Erkrankung zugrunde, sondern es soll eine Versteifung verhindert werden.

Wenn Sie nun glauben, Sie könnten doch aber bei Pflegebedürftigen, die bereits eine Kontraktur haben, diese Maßnahmen anwenden, irren Sie. Im Bereich der Mobilität gibt es eine wesentliche Besonderheit: Alles, was mit der Fortbewegung zu tun hat, ist nur im Zusammenhang mit anderen gesetzlich definierten Verrichtungen anrechenbar. Das Gehen allein ist nicht anrechenbar, der Weg zur Ausscheidung schon. Das Treppensteigen allein ist nicht anrechenbar, die Treppe zu überwinden, um zum Essen zu gelangen, ist anrechenbar. Das Durchbewegen der Gelenke dient keiner anderen Verrichtung. Deshalb ist es nicht anrechenbar – auch nicht bei einer bestehenden Erkrankung wie einer Kontraktur.

58. Fehler: Annahme, es gäbe keine Hilfe beim Verlassen der Wohnung, insbesondere in einem Heim

Um dem Bewohner eines Heimes das Gefühl einer Heimat zu vermitteln, wird häufig von der »Wohnung« des Bewohners gesprochen. Allerdings ist der Begriff in den Begutachtungs-Richtlinien klar definiert (S. 22, C 2.4):

»Eine ›durchschnittliche häusliche Wohnsituation‹ beinhaltet:
1. Lage der Wohnung:
Etage/kein Aufzug/nicht ebenerdig erreichbar
2. Anzahl der Räume je Wohnung:
vier (zwei Zimmer, Küche, Diele, Bad)
3. Personen je Haushalt:
Zweipersonenhaushalt
4. Ausstattung der Wohnung:
Keine ›behindertengerechte Ausstattung‹/Zentralheizung/Standardküche/Kochnische mit Elektroherd bzw. Gasherd/Standard-WC/Bad/Waschmaschine.«

Diese Definition ist also anzuwenden, wenn es darum geht, ob der Pflegebedürftige einen anrechenbaren Hilfebedarf beim Verlassen und Wiederaufsuchen der Wohnung hat oder nicht. Wenn der Pflegebedürftige sein gemietetes Zimmer oder Appartement verlässt, um in den Speiseraum zu gelangen, so fällt hier kein Hilfebedarf beim Verlassen und Wiederaufsuchen der Wohnung im Sinne der Richtlinien an. Es handelt sich vielmehr um das Gehen zur Nahrungsaufnahme.

Gibt es im Heim überhaupt einen Hilfebedarf beim Verlassen und Wiederaufsuchen der Wohnung? Den gibt es tatsächlich, wenn der Pflegebedürftige das Heim verlässt und die folgenden Kriterien erfüllt sind:

»Hilfebedarf beim Verlassen und Wiederaufsuchen der Wohnung:

Es sind nur solche Maßnahmen außerhalb der Wohnung zu berücksichtigen, die unmittelbar für die Aufrechterhaltung der Lebensführung zu Hause notwendig sind und regelmäßig und auf Dauer anfallen und das persönliche Erscheinen des Pflegebedürftigen erfordern.« In den Begutachtungs-Richtlinien heißt es (S. 74) weiter: »Im Zusammenhang mit berücksichtigungsfähigen Anlässen des Verlassens und Wiederaufsuchens der Wohnung ist der Hilfebedarf beim Gehen, Stehen und Treppensteigen außerhalb der Wohnung zu bewerten. Dabei ist auch die Verkehrssicherheit zu beachten. Es sind die notwendigen Hilfeleistungen anzurechnen, unabhängig davon, wer diese erbringt bzw. ob die Kosten von einem Sozialleistungsträger getragen werden (z. B. Hilfe beim Treppensteigen, Ein- oder Aussteigen durch den Taxifahrer oder durch das Personal bei Krankenfahrten).

Fahrzeiten sind dann zu berücksichtigen, wenn während der Fahrt Beaufsichtigungsbedarf besteht und deshalb eine kontinuierliche Begleitung des Pflegebedürftigen erforderlich ist. Dies gilt unabhängig davon, ob z. B. ein privater PKW, öffentliche Verkehrsmittel oder ein Taxi benutzt werden. Fahrzeiten sind auch zu berücksichtigen, wenn die Anwesenheit der Begleitperson beim Arzt oder bei der Inanspruchnahme vertragsärztlich verordneter Therapien zur Sicherstellung der Behandlung erforderlich ist.

Zusätzlich zu den ggf. zu berücksichtigenden Wege- und Fahrzeiten sind die zwangsläufig anfallenden Warte- und Begleitzeiten der Begleitperson anzurechnen, wenn sie dadurch zeitlich und örtlich gebunden ist.«

Dies kann also zutreffen, wenn der Pflegebedürftige beispielsweise auf Dauer voraussichtlich sechs Monate lang mindestens einmal pro Woche zum Arzt oder zur Therapie (Dialyse oder Physiotherapie) außer Haus muss.

Beachten Sie also, es ist egal wer den Pflegebedürftigen begleitet, ihm in den Wagen hilft. Oder ob dieser Wagen ein Taxi, Privat PKW oder Krankenwagen ist.

Wenn ein demenziell erkrankter Mensch nicht allein gelassen werden kann und deshalb etwa zur Dialyse begleitet werden muss, sieht der Hilfebedarf beispielsweise wie folgt aus:

- Gehen zum Auto mit Anleitung — ca. 1 Minute
- Einsteigen ins Auto mit Anleitung — ca. 1 Minute
- Fahrt zur Dialyse mit Beaufsichtigung — ca. 30 Minute
- Beaufsichtigung während der Dialyse — ca. 240 Minuten
- Gehen zum Auto mit Anleitung — ca. 1 Minute
- Einsteigen ins Auto mit Anleitung — ca. 1 Minute
- Fahrt zurück mit Beaufsichtigung — ca. 30 Minuten

Der Gesamtaufwand liegt also bei ca. 304 Minuten pro Dialyse. Geschieht dies 3x pro Woche in dieser Art und Weise, muss der Hilfebedarf mit 3 multipliziert und durch 7 geteilt werden, um den täglichen Hilfebedarf zu ermitteln, was in diesem Beispiel 130 Minuten pro Tag ergibt.

Wenn ein Pflegebedürftiger lediglich Hilfe bei den Fahrten braucht, entfällt die Beaufsichtigung während der Dialyse und die Rechnung sieht so aus:

- Gehen zum Auto mit Anleitung — ca. 1 Minute
- Einsteigen ins Auto mit Anleitung — ca. 1 Minute
- Fahrt zur Dialyse mit Beaufsichtigung — ca. 30 Minuten
- Gehen zum Auto mit Anleitung — ca. 1 Minute
- Einsteigen ins Auto mit Anleitung — ca. 1 Minute
- Fahrt zurück mit Beaufsichtigung — ca. 30 Minuten

Der Gesamtaufwand liegt nun bei ca. 64 Minuten pro Dialysefahrt. Geschieht dies 3 x pro Woche in dieser Art und Weise, muss der Hilfebedarf mit 3 multipliziert und durch 7 geteilt werden, um den täglichen Bedarf zu ermitteln. Es ergeben sich also im Schnitt 27 Minuten pro Tag.

59. Fehler: Der Gutachter behauptet, Sondenkost und orale Nahrungsaufnahme zusammen seien nicht möglich

Einige Pflegebedürftige haben eine PEG-Anlage erhalten, weil sie oral nicht ausreichend Nahrung aufnehmen können. Dieser Zustand ist jedoch nicht immer irreversibel und so kommt es vor, dass viele Pflegebedürftige, die über Sonde ernährt werden, dennoch oral Nahrung aufnehmen können. Im Rahmen der aktivierenden Pflege versuchen deshalb die Pflegepersonen/-kräfte, dem Pflegebedürftigen einen Teil der Nahrung auf normalem Wege zukommen zu lassen. Sie scheuen oft weder Zeit noch Mühen, dem Pflegebedürftigen das Essen zu ermöglichen, weil Essen ein wichtiges Stück Lebensqualität darstellt.

Wenn die Pflegepersonen/-kräfte nun bei der Begutachtung verdeutlichen, dass neben der Sondenkost auch die orale Nahrungsaufnahme als Hilfebedarf anfällt, erhalten sie leider häufig die Antwort, dass dies nicht möglich sei. Entweder hat der Pflegebedürftige eine Sonde und er wird darüber ernährt oder aber die Sonde wird nicht bedient und der Pflegebedürftige isst seine Mahlzeiten auf normalem Weg.

Lassen Sie sich nicht beirren: Wenn der Pflegebedürftige das Essen oral aufnimmt, so entspricht dies der allgemeinen Lebenserfahrung. Die Sondenkost wiederum ist krankheitsbedingt erforderlich. Somit ist klar, dass alles, was der Pflegebedürftige oral zu sich nimmt (üblicher Hilfebedarf und allgemeine Lebenserfahrung), berechnet wird. Wenn dies nicht ausreicht und dazu noch Sondenkost gereicht werden muss, so ist diese Sondenkost als krankheitsbedingter Hilfebedarf ebenfalls anrechenbar. Es wäre zudem eine sogenannte Unterversorgung, die Ernährung oral nicht sicherzustellen. Und eine Unterversorgung hat der Gutachter gemäß Begutachtungs-Richtlinien (S. 43) aufzuwerten auf das »normale Maß«.

Dies gilt allerdings nicht, wenn dem Pflegebedürftigen zunächst die Sondenkost verabreicht wird und Sie ihm danach – nur für den Geschmack – ein oder zwei Löffel Brei reichen.

60. Fehler: Annahme, eine Rasur müsse immer berechnet werden

Das Rasieren diverser Körperteile ist nicht nur in Mode, sondern in einigen Regionen kulturell oder religiös begründet. Müsste diese Rasur nicht mitberechnet werden? Wenn auch nicht als Modeerscheinung, dann doch wenigstens aus religiösen Gründen? Aber weder das eine noch das andere Rasieren ist in den Begutachtungs-Richtlinien gemeint. Gemäß Richtlinien geht es um die Gesichtsrasur, entweder als Nass- oder Trockenrasur. Das ist die erste Begründung.

Außerdem: Alle Verrichtungen, die nicht allgemeiner Lebenserfahrung entsprechen und nicht krankheitsbedingt erforderlich sind, sind auch nicht anrechenbar (vgl. 25. Fehler).

Zudem lautet die Definition der Begutachtungs-Richtlinien (S. 43): »Unrealistische, weil nach allgemeiner Lebenserfahrung nicht mehr nachvollziehbare und nicht krankheitsbedingte Lebensgewohnheiten sind nicht zu berücksichtigen.«

Weiter oben heißt es auf derselben Seite: »Was den Rahmen des Notwendigen übersteigt, kann in der Pflegeversicherung nicht berücksichtigt werden (vgl. § 29 Abs. 1 SGB XI). Weder können der von einem Antragsteller geltend gemachte Anspruch auf eine besonders aufwendige pflegerische Betreuung (Wunsch nach überversorgender Pflege) noch eine tatsächlich über das Maß des Notwendigen hinaus erbrachte Pflege (Überversorgung) berücksichtigt werden.«

61. Fehler: Rasur eines Damenbarts wird nicht angerechnet

Auch wenn man bei der Rasur zunächst immer nur an die Männer denkt, gibt es durchaus auch Damen, die einen latenten Bartwuchs zu verzeichnen haben. Bei einigen sind es einige Härchen auf der Oberlippe, bei anderen ist das Kinn betroffen, ganz vereinzelt gibt es auch Frauen, die tatsächlich einen deutlichen Bartwuchs haben.

Die Rasur ist daher auch bei Frauen anrechenbar, selbst wenn nachher eine Gesichtspflege durchgeführt wird. Schminken ist hingegen nicht zu berechnen. Auf Seite 68 der Begutachtungs-Richtlinien heißt es unter Punkt 6: »Das Rasieren (auch eines Damenbartes) beinhaltet wahlweise die Trocken- oder Nassrasur und deren sichere Durchführung.«

62. Fehler: Beruhigende Gespräche bleiben unberücksichtigt

Es gibt Pflegebedürftige, die aufgrund ihrer geistigen und/oder psychischen Verfassung während einer pflegerischen Verrichtung immer wieder beruhigt werden müssen, bevor die Verrichtung beendet werden kann. Solche Situationen gibt es beim Waschen, An- und Auskleiden, beim Essen und weiteren Verrichtungen des täglichen Lebens.

Beispiele:
- Der Pflegebedürftige möchte sich am Abend nicht ausziehen lassen. Während er bereits halb ausgezogen ist, versucht er, über den Flur davonzueilen. Die Pflegekraft muss den Pflegebedürftigen beruhigen und das Ausziehen unter einiger Anstrengung fortsetzen.
- Ein Pflegebedürftiger möchte während des Essens immer wieder weg und nach einer Sache schauen. Er lässt sich kaum beruhigen, muss immer wieder zum Tisch zurückgeführt und beruhigt werden.
- Ein Pflegebedürftiger entfernt sich beim Waschen aus dem Bad und erst durch minutenlange beruhigende Gespräche kann er davon überzeugt werden, das Waschen fortzusetzen.

Welche Situation man auch immer bei der Begutachtung als gewöhnlich wiederkehrend schildert – einige Gutachter weisen darauf hin, dass all diese Situationen bei der Einstufung nicht berechnet werden.

Doch diese Aussage stimmt nicht. Gerade das letzte Beispiel ist in den Begutachtungs-Richtlinien (S. 57) wortwörtlich zu lesen: »Entfernt sich z. B. ein unruhiger Demenzkranker beim Waschen aus dem Badezimmer, so ist auch die benötigte Zeit für ein beruhigendes Gespräch, das die Fortsetzung des Waschens ermöglicht, zu berücksichtigen.«

Oder nehmen wir die pflegebedürftigen Kinder, die insbesondere auch in der Nacht immer wieder aufwachen und unruhig sind, schreien und beruhigt werden müssen. Wie ich aus vielen Schilderungen betroffener Eltern hören konnte, wurden diese erforderlichen beruhigenden Gespräche in der Begutachtung nicht berücksichtigt. Es wurde gesagt, dass schließlich alle Kinder mal unruhig schlafen würden und die Eltern dann nachts aufstehen müssten. Das erkrankte Kind würde einem gesunden gegenübergestellt und nur der darüber hinaus feststellbare Hilfebedarf wäre anrechenbar.

Es ist zunächst richtig, dass pflegebedürftige Kinder zur Festsetzung des Hilfebedarfs einem gesunden Kind im gleichen Alter gleichzusetzen sind. Es ist auch richtig, dass gesunde und kranke Kinder bis zu einem gewissen

Alter (ca. 6 Jahren) immer wieder beruhigt werden müssen, weil sie aufgeregt sind, unruhig schlafen oder schlecht geträumt haben. Aber wenn die Beruhigung eines pflegebedürftigen Kindes über das normale Maß hinausgeht oder es sich um bereits ältere Kinder (Schulalter) handelt, ist diese Beruhigung auf den Hilfebedarf in der Grundpflege (bei Mobilität) anrechenbar.

63. Fehler: Gehen wird als Grundbedürfnis angesehen und daher als anrechenbar

Die Fortbewegung und somit auch das Gehen zählen zu den allgemeinen Grundbedürfnissen eines Menschen. Weil dies als Grundbedürfnis anerkannt ist, denken viele, dies sei auch bei der Einstufung als solches anrechenbar. So müsste berechnet werden, wenn ein Pflegebedürftiger das Bedürfnis hat, nach draußen zu gehen, in den Garten, Hof oder Park, auf die Terrasse, den Balkon oder sich einfach mal »die Füße vertreten« möchte.

Aber all diese Bedürfnisse sind, auch wenn sie zweifelsfrei Grundbedürfnisse darstellen, in der Begutachtung nicht anrechenbar. Denn das Gehen ist in den Begutachtungs-Richtlinien (S. 72, Punkt 12) eindeutig definiert: »Der Gutachter hat den Zeitaufwand für das ›Gehen‹ unter Berücksichtigung der in der Wohnung zurückzulegenden Wegstrecken und unter Berücksichtigung der Bewegungsfähigkeit des Antragstellers abzuschätzen. Als Maß für die Gehstrecke bei der einzelnen Verrichtung in der ›durchschnittlichen häuslichen Wohnsituation‹ (vgl. Punkt C 2.4 ›Begutachtung der Antragsteller im Krankenhaus, in einer stationären Rehabilitationseinrichtung oder in einem Hospiz‹) ist eine einfache Gehstrecke von 8 Metern anzunehmen.«

Außerdem ist das Gehen nur in Verbindung mit anrechenbaren gesetzlich definierten Verrichtungen zu berechnen. So ist das Gehen in den Aufenthaltsraum nicht anrechenbar, das Gehen in den Speiseraum schon. Das Gehen auf die Terrasse, um eine Zigarette zu rauchen, ist nicht anrechenbar, der Gang zur Toilette schon.

64. Fehler: Annahme, eine nächtliche Verrichtungen zählt nur, wenn sie ständig anfällt

Pflegebedürftige haben nicht nur tagsüber einen Hilfebedarf. Die Betreuung und Pflege macht vor der Nacht nicht halt. So müssen Pflegebedürftige in der Nacht gelagert werden, sie haben Hunger oder Durst, sie müssen zur Toilette oder benötigen einen Inkontinenzmaterialwechsel. Daneben gibt es natürlich auch mobile Pflegebedürftige, die in der Nacht ihr Bett verlassen, Dinge oder die Nähe von Menschen suchen und dann das Bett oder ihr Zimmer nicht mehr finden. Diese Pflegebedürftigen müssen zunächst beruhigt (vgl. 62. Fehler) werden, danach erhalten sie die erforderliche Hilfe bei der Pflege.

Einige Verhaltensmuster kommen natürlich nicht täglich vor, mal schläft der Pflegebedürftige durch, mal nicht. Aber immer, wenn er nicht schläft, benötigt er die Hilfe einer Pflegeperson/-kraft.

In einer Pflegeeinrichtung ist nachts immer eine Pflegekraft im Haus. Da ist es nicht so schlimm, wenn der Pflegebedürftige in der Nacht Hilfe benötigt. Aber wie ist das im häuslichen Bereich, wenn der Pflegebedürftige von einem Angehörigen im gleichen Haus oder der gleichen Wohnung versorgt wird? Die Pflegeperson muss jedes Mal aufstehen, wenn der Pflegebedürftige sein Zimmer nicht findet, oder wenn er ruft, weil er ein Bedürfnis hat.

Diesen Pflegepersonen erzählt womöglich der Gutachter, dass der nächtliche Hilfebedarf nicht zähle, wenn er nicht jede Nacht anfällt. Das aber widerspricht den Begutachtungs-Richtlinien (S. 47): »Ein nächtlicher Grundpflegebedarf liegt vor, wenn der Hilfebedarf »rund um die Uhr« zu verschiedenen Tageszeiten und zusätzlich regelmäßig mindestens einmal zur Nachtzeit anfällt/anfallen würde (bei defizitärer Pflege). Der nächtliche Hilfebedarf muss also prinzipiell jeden Tag auftreten; soweit an wenigen einzelnen Tagen im Laufe eines Monats eine solche Hilfe nicht geleistet werden muss, ist dies allerdings unschädlich.«

Hinweis

Wie bereits im 49. Fehler dargestellt, muss der Hilfebedarf angerechnet werden, der als gesetzlich definierte Verrichtung wenigstens einmal pro Woche anfällt. Voraussetzung ist auch, dass dieser Hilfebedarf keine vorübergehende Erscheinung ist, sondern auf Dauer voraussichtlich mindestens sechs Monate anfällt.

Wenn ein Pflegebedürftiger durchschnittlich jede Nacht erwacht, umherwandert, Durst oder Hunger hat, sich ankleidet und wieder ausgekleidet werden muss, sein Zimmer oder Bett nicht findet oder anderes mehr, nur eben ein- oder zweimal pro Monat nicht, so ist dieser Hilfebedarf durchaus anrechenbar.

Ebenfalls anrechenbar ist der Hilfebedarf, der anfällt, aber der vom Pflegebedürftigen nicht akzeptiert wird. Etwa wenn es nötig ist, die Inkontinenzmaterialien zu wechseln, aber der Pflegebedürftige dies nicht akzeptiert. Dies ist dennoch als Hilfebedarf anzurechnen (vgl. 47. Fehler).

7 BEGRIFFLICHKEITEN

65. Fehler: Hilfebedarf und Leistung werden verwechselt

Immer wieder kommt es vor, dass Pflegekräfte/-personen ihren Aufwand mit dem Hilfebedarf gleichstellen. Bei der Begutachtung und bei der Berechnung und Ermittlung einer Pflegestufe geht es aber einzig und allein um den Hilfebedarf des Pflegebedürftigen. Nicht um die Mühen und Leistungen von Pflegekräften/-personen.

Beispiel: Eine einarmige Person benötigt Hilfe bei der Grundpflege. Beim Waschen selbst benötigt sie keine Hilfe, lediglich beim Überstreifen des Waschlappens über die Hand. Die Person weiß, wie sie sich waschen soll, kennt die Waschreihenfolge, beherrscht den Waschvorgang von oben nach unten, hat aber nur einen Arm zur Verfügung. Deshalb kann sich die Person den Waschlappen nicht selbst über die Hand ziehen. Nur dafür benötigt sie eine Pflegeperson und somit ist nur das Überziehen des Waschlappens der eigentliche Hilfebedarf beim Waschen. Soweit ist das auch kein Problem.

Ein Problem aber haben die Pflegepersonen/-kräfte, wenn sie bei einem einarmigen Menschen im Bad bleiben müssen, weil es sich nicht lohnt, zwischendrin aus dem Zimmer zu gehen und weil man sich schließlich mit dem Menschen unterhalten kann, während dieser sich wäscht. Wenn nun die Pflegeperson/-kraft 20 Minuten danebensteht, während der einarmige Mensch sich wäscht, werden nicht automatisch 20 Minuten berechnet.

> **Hinweis**
>
> Nicht der Aufwand bei der Pflege zählt, sondern einzig und allein der Hilfebedarf des Versicherten.

In diesem Beispiel beträgt der Hilfebedarf nur wenige Minuten für das Überziehen des Waschlappens über die Hand. Da dies die einzige Hilfe ist, die die einarmige Person benötigt, kann auch nicht mehr angerechnet werden.

66. Fehler: Der Begriff »selbstständig« wird falsch verwendet

Wie oft lese ich in Pflegeplanungen: »Wäscht sich mit Anleitung selbstständig den Oberkörper« oder: »Der Pflegebedürftige isst mit Hilfe selbstständig«. Wenn man dann die Pflegekräfte dazu befragt, stellt man fest, dass hier etwas verwechselt wurde. Die Pflegekräfte erzählen, dass der Pflegebedürftige beim Essen immer wieder aufgefordert werden muss, die Gabel zum Mund zu führen, zu kauen und zu schlucken. Sie schildern den Hilfebedarf mit eindringlichen Worten, schreiben aber nieder, dass der Pflegebedürftige selbstständig sei. Das passt nicht.

Selbstständig sind Menschen, die keinerlei Hilfebedarf haben, die weder beaufsichtigt noch angeleitet werden müssen. Sobald ein Mensch in irgendeiner Weise der Hilfe bedarf, ist er im Sinne der Begutachtungs-Richtlinien nicht mehr selbstständig. Liest man die Definition für den Hilfebedarf »Unterstützung« in den Begutachtungs-Richtlinien (S. 44) genau, so erkennt man rasch, dass jedes Eingreifen in den Pflegeprozess bereits einen Hilfebedarf darstellt. Das Eingreifen durch eine Pflegekraft/-person bedeutet eben, dass der Pflegebedürftige nicht mehr vollkommen selbstständig ist: »Unterstützung bedeutet, den Antragsteller durch die Bereitstellung sächlicher Hilfen in die Lage zu versetzen, eine Verrichtung selbstständig durchzuführen.« Dazu gehört z. B. beim Gehen die Bereitstellung eines Rollators. Beim Ankleiden das Bereitlegen der Tageskleidung, beim Waschen das Bereitstellen der Waschutensilien etc.«

Hinweis

Es gibt daher nur zwei Möglichkeiten bei Pflegebedürftigen: Sie benötigen Hilfe – in welcher Form auch immer (A, B, U, TÜ, VÜ) – oder sie sind selbstständig. Das bedeutet, sie benötigen keine Person die ihnen etwas herrichtet, sie anleitet oder die mit anfassen muss.

67. Fehler: Der Begriff »Unterstützung« wird falsch verwendet

Pflegepersonen/-kräfte schildern bei der Begutachtung oft, dass der Pflegebedürftige Unterstützung benötige. Auch in vielen Pflegeplanungen und -dokumentationen steht es so zu lesen. Fragt man dann aber nach, so hört man, dass mit dieser Unterstützung eigentlich gemeint ist, dass man den Pflegebedürftigen anleitet und motiviert, sich das Gesicht und den Oberkörper zu waschen und dann den Rücken und den Unterkörper selbst übernimmt.

> **Hinweis**
>
> Gemäß Begutachtungs-Richtlinien ist eine Unterstützung eine sogenannte »kleine Hilfestellung« für den Pflegebedürftigen. Diese kleine Handreichung wird entsprechend gewertet.

Auf keinen Fall darf man erwarten, dass für eine kleine Handreichung die vollen Minuten aus den Begutachtungs-Richtlinien angerechnet werden. Diese Pflegeminuten sind abgestellt auf eine vollständige Übernahme einer Verrichtung durch eine Pflegeperson. Die anderen Hilfearten – neben der vollständigen Übernahme – haben auf die Pflegeminuten natürlich Einfluss. Die Minuten sinken bei einer Unterstützung, also einer kleinen Handreichung, natürlich deutlich nach unten.

Eine Unterstützung beim Waschen wäre es beispielsweise, den Waschlappen oder das Handtuch zu reichen, die Waschschüssel bereitzustellen oder, nachdem der Pflegebedürftige sich gewaschen hat, die Waschutensilien wieder wegzuräumen und die Waschschüssel zu beseitigen (Begutachtungs-Richtlinien, S. 44).

Wer also angibt, der Pflegebedürftige brauche Unterstützung beim Waschen, der darf nicht damit rechnen, dass er die vollen 20 bis 25 Minuten für eine Ganzkörperwäsche erhält. Denn diese Minuten sind auf die volle Übernahme abgestellt.

Wird der Pflegebedürftige lediglich angeleitet und motiviert, sich Gesicht und Oberkörper zu waschen, und wird dann der Unterkörper von der Pflegeperson/-kraft übernommen, handelt es sich um eine Anleitung bei der Oberkörperwäsche und eine volle Übernahme bei der Unterkörperwäsche.

68. Fehler: Der Begriff »Anleitung« wird falsch verwendet

Pflegebedürftige mit kognitiver Einschränkung sind oftmals körperlich in der Lage, eine Verrichtung durchzuführen. Ihnen fehlen jedoch die Motivation und die Einsicht in die Notwendigkeit der Maßnahme. Das mag beim Waschen zunächst kein Problem sein, denn niemand muss jeden Tag von Kopf bis Fuß gewaschen werden. Aber wie sieht es mit dem Trinken aus? Hier kann man nicht ganz entspannt bleiben, wenn der Pflegebedürftige nicht trinken möchte. Man wird beharrlich bleiben, überreden und motivieren wollen. Nur diese ständigen Gespräche, Anregungen und Bestärkungen des Pflegebedürftigen führen zu einer sinnvollen Verrichtung.

> **Hinweis**
>
> Kaum eine Pflegeperson/-kraft stellt ihre Überzeugungsarbeit in den Mittelpunkt des Handelns. Die meisten sehen in einer Überredung, Motivation und Bestärkung keinen anrechenbaren Hilfebedarf bei der Einstufung. Das ist falsch.

Die Begutachtungs-Richtlinien geben viele Hinweise auf diese Motivation und bringen sie immer wieder in Zusammenhang mit der Anleitung (vgl. 29. Fehler):
- Seite 52: »Die Anleitung hat zum Ziel, die Erledigung der täglich wiederkehrenden Verrichtungen durch den Pflegebedürftigen selbst sicherzustellen. Aufgabe der Pflegeperson ist es, im individuell notwendigen Umfang zur Erledigung der Verrichtungen anzuhalten. Wie bei anderen Hilfeleistungen auch, kann der mit der Anleitung verbundene Aufwand sehr unterschiedlich sein und von der einfachen Aufforderung bis hin zur ständig notwendigen Anwesenheit der Pflegeperson reichen, um auch kleinste Einzelhandlungen oder den ganzen Vorgang lenken oder demonstrieren zu können. Bei leichteren Erkrankungen genügt z. B. die einfache Aufforderung zur Einnahme einer Mahlzeit, bei schweren

Erkrankungen hingegen muss bei jedem einzelnen Bissen dazu aufgefordert werden, Nahrung vom Teller aufzunehmen, die Gabel zum Mund zu nehmen und zu kauen. Bei unruhigen Menschen ist es Aufgabe der Pflegeperson, eine oder mehrere Unterbrechungen der alltäglichen Verrichtungen so kurz wie möglich zu halten und zur zielgerichteten Beendigung anzuleiten.«

- Seite 57: »Der Zeitaufwand für Beaufsichtigung und Anleitung bei den einzelnen Verrichtungen muss in jedem Einzelfall individuell erhoben und in dem Gutachten bewertet werden. Bei der Begutachtung des Antragstellers kann es notwendig sein, dass sich der Gutachter über den Bedarf an Anleitung dadurch überzeugt, dass er sich den Hilfebedarf bei den einzelnen regelmäßig wiederkehrenden Verrichtungen des täglichen Lebens demonstrieren lässt. Bei der Pflegezeitbemessung ist die gesamte Zeit zu berücksichtigen, die für die Erledigung der Verrichtung benötigt wird. Entfernt sich z. B. ein unruhiger demenzkranker Mensch beim Waschen aus dem Badezimmer, so ist auch die benötigte Zeit für ein beruhigendes Gespräch, das die Fortsetzung des Waschens ermöglicht, zu berücksichtigen.«
- Seite 113: »Für den Personenkreis der psychisch kranken Menschen und der geistig behinderten Menschen kommen vorrangig die Hilfeleistungen Beaufsichtigung und Anleitung zur Anwendung, die bei der Festlegung der Zeitorientierungswerte nicht zugrunde gelegt worden sind. Abweichungen von den Zeitorientierungswerten, hin zu einem höheren Zeitaufwand für die Beaufsichtigung und Anleitung sind zu erwarten und müssen entsprechend begründet werden (siehe Punkt D 4.0/III./ 8. ›Besonderheiten der Ermittlung des Hilfebedarfs bei Menschen mit psychischen Erkrankungen oder geistigen Behinderungen‹).«

69. Fehler: Der Begriff »teilweise Übernahme« wird falsch verwendet

Viele Pflegepersonen/-kräfte helfen dem Pflegebedürftigen bei diversen Verrichtungen, verwenden für diese Hilfe aber die falschen Begriffe.

> **Hinweis**
>
> Dem Pflegebedürftigen wird der Rücken gewaschen. Die Pflegeperson/
> -kraft beschreibt dies richtig als teilweise Übernahme. Aber was ist das
> Säubern des Gesäßes, nachdem Stuhlgang abgesetzt wurde? Was ist mit
> dem Schieben des Gehwagens, an den sich der Pflegebedürftige hängt?
> Dies alles sind ebenfalls Hilfestellungen in Form einer teilweisen Übernahme und den jeweiligen Verrichtungen zuzuordnen:
> - Waschen: Rücken und Füße, den Rest macht der Pflegebedürftige selbst.
> - Ankleiden: Strümpfe und Schuhe, den Rest macht der Pflegebedürftig selbst.
> - Essen: Der Pflegebedürftige ist müde geworden, konnte das Essen nicht beenden und die Pflegekraft reicht ihm das restliche Essen an.
> - Stuhlgang: Der Pflegebedürftige war während der Ausscheidung allein, die Pflegeperson/-kraft reinigt das Gesäß, betätigt die Toilettenspülung und nutzt die Toilettenbürste.

Dies sind nur einige Beispiele dafür, dass die teilweise Übernahme in allen Verrichtungen eine große Rolle spielen kann (vgl. 30. Fehler).

70. Fehler: Der Begriff »Transfer« wird falsch verwendet

Immer wieder lese ich in Pflegedokumentationen, dass beim Pflegebedürftigen mehrfach Transfers ins Bad erforderlich seien. Oder man erzählt mir, dass der Pflegebedürftige einen Hilfebedarf beim Transfer habe. Gleichzeitig lese ich aber in der Dokumentation, dass dieser Pflegebedürftige gehfähig sei. Wenn ich dann nachfrage, ob der Pflegebedürftige nun gehfähig ist oder transferiert werden muss, geben mir die Pflegekräfte häufig zur Antwort, beides sei erforderlich. Das ist unlogisch, denn einen gehfähigen Pflegebedürftigen muss man in der Regel nicht transferieren.

> **Hinweis**
>
> Ein Transfer ist ein Umsetzen.

Wieso muss man einen gehfähigen Pflegebedürftigen umsetzen? In den Begutachtungs-Richtlinien (S. 72) wird ein Transfer mit folgenden Beispielen unterlegt: »Als Hilfebedarf ist ausschließlich der Transfer zu berücksichtigen. Hierzu zählt z. B. das Umsetzen von einem Rollstuhl/Sessel auf einen Toilettenstuhl oder der Transfer in eine Badewanne oder Duschtasse. Jeder Transfer ist einzeln zu berücksichtigen (Hin- und Rücktransfer = 2 x Transfer).«

Wenn man einen Pflegebedürftigen ins Badezimmer bringt, so ist das ein Hilfebedarf beim Gehen. Egal, ob der Pflegebedürftige dahin begleitet wird (Hilfebedarf als Unterstützung oder teilweise Übernahme) oder ob man ihn mit dem Rollstuhl dahin schiebt (Gehen mit der Hilfeart vollständige Übernahme). Erst wenn man ihn umsetzt, ist dies ein Transfer im Sinne der Begutachtungs-Richtlinien.

71. Fehler: Der Begriff »mundgerechte Zubereitung« wird falsch verwendet

Unter mundgerechter Vorbereitung werden diverse Dinge verstanden. So werden Hilfen benannt wie das Herrichten des Essens, das Herausholen aus dem Kühlschrank, das Servieren, das Belegen von Broten und das Zerkleinern von Nahrungsmitteln. Aber nicht alle dieser Hilfen sind als mundgerechte Zubereitung auch anrechenbar.

> **Hinweis**
>
> Die Begutachtungs-Richtlinien haben die mundgerechte Zubereitung folgendermaßen definiert (S. 69):
> »Zur ›mundgerechten‹ Zubereitung der Nahrung gehört allein die letzte Maßnahme vor der Nahrungsaufnahme, z. B. das Zerkleinern in mundgerechte Bissen, das Heraustrennen von Knochen und Gräten, das Einweichen harter Nahrung bei Kau- und Schluckbeschwerden ...«

Das ist also unter mundgerechter Zubereitung in Bezug auf feste Nahrung zu verstehen. Oft wird aber vergessen, dass das Eingießen von Getränken auch als mundgerechte Zubereitung angerechnet werden muss. Kann ein

Pflegebedürftiger seine Getränke nicht allein eingießen, ist dies auch ein anrechenbarer Hilfebedarf.

Das Zitat zur mundgerechten Zubereitung wird in den Begutachtungs-Richtlinien fortgesetzt: »... und das Einfüllen von Getränken in Trinkgefäße.« Das bedeutet: Wenn man einem Pflegebedürftigen ein Getränk eingießen muss, ist das eine mundgerechte Vorbereitung.

Wenn man zwölfmal am Tag ein Getränk eingießt und bereitstellt und das jeweils ein halbe Minute dauert, so sind das 12 x 0,5 Minuten, also sechs Minuten pro Tag. Die Minuten werden immer in vollen Minuten angeben (S. 50 der Begutachtungs-Richtlinien): »Der Zeitaufwand für die jeweilige Verrichtung ist pro Tag, gerundet auf volle Minuten anzugeben. Dabei erfolgt die Rundung nur im Zusammenhang mit der Ermittlung des Gesamtzeitaufwands pro Tag und nicht für jede Hilfeleistung, deren Zeitaufwand weniger als eine Minute beträgt (z. B. Schließen des Hosenknopfes nach dem Toilettengang 6 mal täglich zusammen 1 Minute) ...«, d. h. es könnten bei dem o.g. Beispiel zur mundgerechten Zubereitung auch mehr als 6 Minuten herauskommen.

72. Fehler: Der Begriff »Hilfe bei der Nahrungsaufnahme« wird falsch verwendet

Es gibt sehr viel mehr Menschen, die einen Hilfebedarf bei der Nahrungsaufnahme haben, als man zunächst annehmen könnte. Unter »Nahrungsaufnahme« versteht man alle Hilfen, die einem Pflegebedürftigen zuteilwerden können, damit er seine Nahrung oral zu sich nehmen kann. Wenn ich in Pflegeeinrichtungen frage, wie viele Pflegebedürftige einen Hilfebedarf bei der Nahrungsaufnahme haben, heißt es oft: »So zwischen 5 und 10 %.« Die Pflegekräfte ergänzen noch, dass man im Haus besonderen Wert auf die aktivierende Pflege legt. Aber kann es wirklich sein, dass von 100 Bewohnern nur fünf bis zehn einen Hilfebedarf bei der Nahrungsaufnahme haben? Oder hat man den Begriff der Nahrungsaufnahme, ähnlich wie den der mundgerechten Zubereitung, einfach falsch angewendet?

Ich bin mir dessen sehr sicher. Denn unter einer Hilfe bei der Nahrungsaufnahme verstehen viele nur das sogenannte Essenanreichen.

> **Hinweis**
>
> Ein Hilfebedarf bei der Nahrungsaufnahme ist auch das Reichen des Bestecks, das Heben des Tellers, die Aufforderung an den Pflegebedürftigen, selbst zu essen, die Beaufsichtigung beim Essen, die Aufforderung, weiter zu essen, die Gabe von Essen in den Mund, falls der Pflegebedürftige das wegen Ermüdung oder Schmerzen etc. nicht mehr selbst kann.

Das Gleiche gilt natürlich auch für das Trinken. Wer einem Pflegebedürftigen das Trinkglas reicht, stellt damit die Hilfe bei der Nahrungsaufnahme mit Unterstützung sicher. Wer einen Pflegebedürftigen immer wieder motiviert, das Glas an den Mund zu führen, zu schlucken und weiter zu trinken, leitet den Pflegebedürftigen bei der Nahrungsaufnahme an. Wer letztlich die Hand des Pflegebedürftigen mit dem Glas zum Mund führt, hat bereits eine teilweise Übernahme durchgeführt.

Jede Verrichtung ist mit allen fünf Hilfearten möglich, also mit Anleitung, Beaufsichtigung, Unterstützung, teilweiser und vollständiger Übernahme. Das gilt insbesondere beim Essen und Trinken. Wenn nun ein Gutachter fragt: »Benötigt der Pflegebedürftige Hilfe bei der Nahrungsaufnahme?«, so muss diese Frage bejaht werden, wenn der Pflegebedürftige aufgefordert und motiviert werden muss oder ihm in sonst einer der oben geschilderten Arten geholfen wird. Nur das Essenreichen ist die vollständige Übernahme.

Erst wenn ein Pflegebedürftiger selbstständig und ohne jede Anleitung, Beaufsichtigung und Unterstützung seine Mahlzeiten und Getränke einnimmt, darf die Frage nach der Hilfe verneint werden.

73. Fehler: Der Begriff »Inkontinenzproduktwechsel« wird falsch verwendet

Lange Jahre stand in den Begutachtungs-Richtlinien das Wort »Windel«. 2009 wurde der Begriff verbannt und durch »Inkontinenzprodukt« ersetzt. Wer den Begriff »Inkontinenzprodukt« nicht nutzen möchte, muss sich nicht wundern, wenn statt der 4 bis 6 Minuten für den Inkontinenzproduktwechsel nach Wasserlassen nur die 1 bis 2 Minuten für eine Vorlage berechnet werden. Oder statt der 7 bis 10 Minuten für den Inkontinenzproduktwechsel nach Stuhlgang nur die 1 bis 2 Minuten für eine Vorlage.

> **Hinweis**
>
> Die Begutachtungs-Richtlinien definieren hier nicht eindeutig, aber man kann anhand des Nutzens dieser Produkte erkennen, um was es sich handelt.
> Beim Inkontinenzprodukt steht ergänzend »nach Wasserlassen« und »nach Stuhlgang«. Bei der kleinen Vorlage steht erstens das Wort »klein«, was bereits einen Hinweis auf den Nutzen gibt, und zudem kein weiterer Hinweis, wozu dieses Produkt eingesetzt wird. Aber keinesfalls für eine Harn- oder Stuhlinkontinenz, denn hierfür bedarf es eines Inkontinenzprodukts.

Wenn nun Pflegekräfte oder Gutachter darüber diskutieren, ob dieses Inkontinenzprodukt offen oder geschlossen sei, muss diese Diskussion sofort abgebrochen werden. Die Begutachtungs-Richtlinien (S. 90) kennen weder »offen« noch »geschlossen«, weder »Einlagen« noch sonst etwas Ähnliches. In den Begutachtungs-Richtlinien werden nur drei Möglichkeiten unterschieden:
1. Wechsel von Inkontinenzprodukt nach Wasserlassen
2. Wechsel von Inkontinenzprodukt nach Stuhlgang
3. Wechsel kleiner Vorlagen

Ich glaube nicht, dass man einem inkontinenten Pflegebedürftigen eine kleine Vorlage anzieht. Ich bin sicher, dieser Pflegebedürftige benötigt ein Inkontinenzprodukt. Auch wenn Ihnen, liebe Leser, dieses Wort nicht zusagt oder schwer von den Lippen geht, es gibt nur Inkontinenzprodukte bei Inkontinenz und ansonsten kleine Vorlagen. Etwas anderes sehen die Begutachtungs-Richtlinien in ihrer jetzigen Fassung nicht vor.

74. Fehler: Der Begriff »Intimpflege« wird falsch verwendet

Pflegebedürftige, die inkontinent sind, können dies auf unterschiedliche Art und Weise sein. Einige Pflegebedürftige merken den Harndrang, aber leider zu spät. Andere Pflegebedürftige hingegen verlieren unkontrolliert Urin oder Stuhlgang. Nach einem solchen Geschehen muss die Pflegeperson/-kraft reagieren und beim Pflegebedürftigen das Inkontinenzprodukt (vgl. 73. Fehler) wechseln und den Unterkörper, zumindest aber den Intimbereich, waschen. Dieses Waschen des Unterkörpers oder des Intimbereichs wird häufig als »Intimpflege« bezeichnet. Doch dieses Wort ist hier falsch verwendet. »Waschen« findet mit Wasser statt und ist somit der Körperpflege zuzuordnen.

> **Hinweis**
>
> Die »Intimpflege« ist Bestandteil der Ausscheidung und wird nicht gesondert berechnet.

Alle Verrichtungen im Bereich der Ausscheidung beinhalten Intimhygiene und das Säubern des Umfeldes. So steht es klar und eindeutig in den Begutachtungs-Richtlinien (S. 116):
- »Wasserlassen (Intimhygiene, Toilettenspülung): 2 bis 3 Min.
- Stuhlgang (Intimhygiene, Toilettenspülung): 3 bis 6 Min.
- Richten der Bekleidung: insgesamt 2 Min.
- Wechseln von Inkontinenzprodukten (Intimhygiene, Entsorgung)
- nach Wasserlassen: 4 bis 6 Min.
- nach Stuhlgang: 7 bis 10 Min.
- Wechsel kleiner Vorlagen: 1 bis 2 Min.

Beachte: Der im Rahmen eines Toilettentrainings erforderliche Inkontinenzproduktwechsel ist von seinem zeitlichen Aufwand her in der Regel sehr viel geringer ausgeprägt als ein üblicher Inkontinenzproduktwechsel, dem eine unkontrollierte und ungeregelte Harnblasen- und Darmentleerung zugrunde liegt.

- Wechseln/Entleeren des Urinbeutels: 2 bis 3 Min.
- Wechseln/Entleeren des Stomabeutels: 3 bis 4 Min.«

Wenn also nach dem Wasserlassen eine Intimhygiene bereits eingeschlossen ist, kann nur das Säubern des Intimbereichs mit Toilettenpapier, Feuchttüchern und Ähnlichem gemeint sein. Sonst stünde es schließlich anders in den Begutachtungs-Richtlinien. Wenn wir aber unter der Überschrift »Körperpflege« nachsehen, sehen wir, dass die Unterkörperwäsche eine separate Verrichtung ist. Gemäß Begutachtungs-Richtlinien (S. 67) fällt unter das Waschen auch das Waschen von Teilen des Körpers: »Das Waschen umfasst das Waschen des ganzen Körpers, aber auch von Teilbereichen des Körpers, hauptsächlich am Waschbecken bzw. im Bett mit einer Waschschüssel. Es gehören unter anderem zum Waschvorgang: die Vor- und Nachbereitung sowie das Waschen des ganzen Körpers bzw. einzelner Körperteile und das Abtrocknen.«

75. Fehler: Der Begriff »Wohnung« wird falsch verwendet

Immer wieder kommt es vor, dass in Pflegeeinrichtungen jeden Tag und mehrfach das »Verlassen der Wohnung« in der Pflegedokumentation angegeben und abgezeichnet wird. Hiermit ist gemeint, dass der Pflegebedürftige einen Hilfebedarf hat, um beispielsweise in den gemeinsamen Speiseraum oder aber in das Etagenbad zu gelangen. Auch wird angegeben, der Pflegebedürftige gehe zur Beschäftigungsgruppe, zu den Veranstaltungen und Festen. Im Prinzip ist es egal, wohin der Pflegebedürftige innerhalb des Hauses geht. Es wird sich in einer Pflegeeinrichtung selten um ein Verlassen der Wohnung handeln.

> **Hinweis**
>
> »Wohnung« ist in den Begutachtungs-Richtlinien (S. 22, C 2.4) folgendermaßen definiert:
> »Eine ›durchschnittliche häusliche Wohnsituation‹ beinhaltet:
> 1. Lage der Wohnung:
>   Etage/kein Aufzug/nicht ebenerdig erreichbar
> 2. Anzahl der Räume je Wohnung:
>   vier (zwei Zimmer, Küche, Diele, Bad)
> 3. Personen je Haushalt:
>   Zweipersonenhaushalt
> 4. Ausstattung der Wohnung:
>   Keine ›behindertengerechte Ausstattung‹/Zentralheizung/Standardküche/Kochnische mit Elektroherd bzw. Gasherd/Standard-WC/Bad/Waschmaschine.«

Diese Definition ist anzuwenden, wenn es darum geht, ob der Pflegebedürftige einen anrechenbaren Hilfebedarf beim Verlassen und Wiederaufsuchen der Wohnung hat oder nicht. Wenn der Pflegebedürftige sein angemietetes Zimmer oder Appartement verlässt, um in den Speiseraum zu gelangen, so ist das kein Hilfebedarf beim Verlassen und Wiederaufsuchen der Wohnung (vgl. 58. Fehler) im Sinne der Richtlinien, sondern ein Gehen zur Nahrungsaufnahme.

76. Fehler: Der Begriff »Gehen« wird falsch verwendet

Der Pflegebedürftige soll und/oder möchte ins Bad, in die Küche, den Speiseraum oder auf die Toilette. Das kann er aber nicht allein. Er ist nicht selbstständig, benötigt also Hilfe. Dieser Hilfebedarf kann auf verschiedene Art geschehen, z. B. mit:

- Unterstützung: Man reicht dem Pflegebedürftigen sein Hilfsmittel an.
- Anleitung: »Sie gehen jetzt durch die linke Tür« oder: »Dort vorn ist die Toilette.«
- Beaufsichtigung: Der Pflegebedürftige wird während des Gangs zur Toilette begleitet und nicht allein gelassen, weil er sonst wegläuft oder woanders hingeht.

- Teilweise Übernahme: Der Pflegebedürftige läuft mit seinem Gehwagen und die Pflegeperson/-kraft lenkt und leitet diesen Wagen.
- Vollständige Übernahme: Die Pflegekraft schiebt den Pflegebedürftigen mit dem Rollstuhl zur Toilette.

Hinweis

Der Begriff »Gehen« wird in der praktischen Arbeit von Pflegepersonen/-kräften oft falsch eingesetzt: Statt eine der fünf genannten Hilfearten von Unterstützung bis vollständiger Übernahme zu verwenden, sprechen Pflegebedürftige nur von »Begleitung«.

Nun kann man an einen Gutachter geraten, der diese »Begleitung« als Hilfebedarf anrechnet (fraglich ist, als was, als A, B, U, TÜ oder VÜ?). Es kann aber sein, dass der Gutachter keine Hilfe anrechnet, denn Begleitung ist keine definierte Hilfeart. Jeder von uns hat sicher zu Hause auch eine Begleitung fürs Kino, zum Italiener und anderes mehr.

Das gleiche Missverständnis kommt auf, wenn der rollstuhlpflichtige Pflegebedürftige mit dem Rollstuhl ins Badezimmer geschoben wird und die Pflegeperson/-kraft angibt, dies sei ein Transfer. Das Schieben des Rollstuhls ist dem Gehen zuzuordnen und findet mit der Hilfeart »vollständige Übernahme« statt (vgl. 70. Fehler).

77. Fehler: Der Begriff »Teilkörperwäsche« wird falsch verwendet

Stellen Sie sich die folgende Szene im Bad eines Pflegebedürftigen vor: Dem Pflegebedürftigen werden die Waschutensilien gerichtet, das Wasser eingelassen und er wird dann aufgefordert, sich das Gesicht zu waschen. Danach wird er aufgefordert, zunächst den einen, dann den anderen Arm und seinen Brustkorb zu waschen. Dieser Anleitung folgt der Pflegebedürftige auch. Die Pflegeperson/-kraft wäscht anschließend den Rücken und den Unterkörper. Um was handelt es sich, eine Teilkörper- oder eine Ganzkörperwäsche?

Es ist tatsächlich eine Ganzkörperwäsche, zwar unterteilt in Ober- und Unterkörper, aber dennoch ganz. Die Pflegeperson/-kraft war während der gesamten Verrichtung des Waschens anwesend, von Kopf bis Fuß. Sie hat zunächst bei Teilen des Oberkörpers angeleitet, dann ging sie über in die teilweise Übernahme und schlussendlich hat sie die Wäsche des Unterkörpers vollständig übernommen.

Hinweis

Eine Teilkörperwäsche ist nur dann gegeben, wenn die Pflegeperson/-kraft nur bei einem Teil des Waschens dabei bleiben und helfen muss. Beispielsweise wäscht sich der Pflegebedürftige völlig selbstständig den vorderen Bereich des Oberkörpers, ruft dann die Pflegeperson/-kraft hinzu, um sich den Rücken waschen zu lassen.

8 PFLEGEDOKUMENTATION

78. Fehler: Diagnosen werden nicht sortiert und gewichtet

Im häuslichen Bereich schildern die an der Begutachtung beteiligten Pflegepersonen die Liste der medizinischen Diagnosen nach bestem Wissen und Gewissen. In den meisten Pflegeeinrichtungen (ambulant und stationär) werden die medizinischen Diagnosen im Stammblatt vermerkt. Die Liste der Diagnosen wird im Laufe der Zeit meist länger, wenn sie regelmäßig aktualisiert wird.

Wenn nun der Gutachter zur Begutachtung kommt, fragt er nach den Diagnosen. Werden diese einfach nur aufgezählt oder wird einfach das Stammblatt gezeigt, so findet keine Sortierung der Diagnosen statt. Die Frage des Gutachters zielt auf die im Gutachten erfragten »pflegebegründenden Diagnosen« ab. Diese pflegebegründenden Diagnosen sind im Gutachten einzutragen und zwar nach Wertigkeit. Es ist nur Platz für zwei pflegebegründende Diagnosen, die anderen Diagnosen sind als weniger wichtig und relevant anzusehen.

Wenn nun ein Pflegebedürftiger sechs verschiedene Diagnosen hat, stellt sich die Frage, welche pflegebegründend sind und wer diese gewichtet.

> **Hinweis**
>
> Da die Pflegeperson/-kraft sich am besten mit dem Pflegebedürftigen und seiner Situation auskennt, sollte sie auch das Ranking der Diagnosen vornehmen und es nicht dem Gutachter oder dem Zufall überlassen.

Denn das Gutachten geht nachher vom MDK zur Pflegekasse und dort wird die Pflegestufe vergeben. Zuvor macht der zuständige Sachbearbeiter noch eine sogenannte »Plausibilitätsprüfung«. Dazu gehört auch, dass der Sachbearbeiter nachsieht, welche Diagnosen vorliegen und ob ein Mensch mit diesen Diagnosen überhaupt einen solch hohen Hilfebedarf haben kann.

Wenn nun der Pflegebedürftige sechs Diagnosen hat, sollten jene beiden als pflegebegründend in den Vordergrund gestellt werden, die den Hilfebedarf in der Pflege auslösen. Das sind in der Regel Erkrankungen des Zentralnervensystems (z. B. demenzielle Erkrankung). An zweiter Stelle kann dann eine Erkrankung stehen, die den Körper und die Bewegung erheblich einschränkt (z. B. Parkinson oder Z. n. Schlaganfall mit Halbseitenlähmung).

79. Fehler: Der Leistungsnachweis wird zur Ermittlung des Hilfebedarfs herangezogen

In Pflegeeinrichtungen und im häuslichen Bereich, wenn für die Pflege ein Pflegedienst hinzuzogen wurde, zeigt sich immer wieder das gleiche Bild: Die Pflegekräfte müssen einen Leistungs- oder Durchführungsnachweis führen und die Gutachter fragen zuerst nach diesem Nachweis. Die Pflegekräfte legen den Nachweis vor und machen sich oft weder Gedanken über dieses Vorgehen noch fragen sie den Gutachter, wozu er diesen Nachweis eigentlich benötigt. In einem Durchführungs- oder Leistungsnachweis stehen immer nur geleistete Tätigkeiten, alles andere würde die Einrichtung möglicherweise in Schwierigkeit bringen (vgl. 83. Fehler). Also findet man in diesen Nachweisen ausschließlich das, was die Pflegekräfte in den letzten Tagen, Wochen und Monaten geleistet haben. Es geht in der Begutachtung aber nicht um das, was die Pflege leistet. Es geht einzig und allein um den Pflegebedarf des Versicherten.

In einem Leistungsnachweis steht aber kein Bedarf. Dort steht auch keine Beschreibung darüber, wie dem Pflegebedürftigen geholfen wurde: mit Unterstützung oder mit Anleitung. Und selbst wenn das darin stünde, ist garantiert nicht vermerkt, welche Besonderheiten bei der Verrichtung beachtet werden, z. B. Weglaufen (vgl. 31. und 46. Fehler). Im Nachweis steht auch nicht, welche erschwerenden Faktoren (vgl. 17. Fehler) hinzukommen, wie z. B. eine Kontraktur der Knie. Auch wird nicht zu lesen sein, ob es eine krankheitsbedingte spezielle Erschwernis gibt, wie einen Kompressionsstrumpf (vgl. 43. und 45. Fehler).

Wenn nun der Leistungsnachweis so wenig dienlich ist, um den Pflegebedarf eines Pflegebedürftigen aufzuzeigen, macht es auch keinen Sinn, dem Gutachter diesen Nachweis als Erstes vorzulegen. Wie können Sie also auf die Frage des Gutachters reagieren?

> **Hinweis**
>
> Eine Lösung kann es sein, mit dem Gutachter über den Sinn eines Leistungsnachweises zu sprechen und ihm aufzuzeigen, dass die Individualität des Versicherten in einem Nachweis fehlt.

Sie können ihm aber auch die entsprechende Stelle in den Begutachtungs-Richtlinien nennen (S. 31, D 2.2): »Die vorliegenden Befundberichte sind zu prüfen und zu bewerten, soweit sie bedeutsame Angaben über
- die pflegeverursachenden Schädigungen und Beeinträchtigungen der Aktivitäten,
- noch vorhandene Ressourcen sowie
- die Art und den Umfang des Pflegebedarfs

enthalten.«

Diese Passage zeigt auf, dass nur die Dokumentation zu prüfen und auszuwerten ist, denn sie enthält Aussagen über Art und Umfang des Pflegebedarfs. Der Pflegebedarf steht nun mal nur in einer Pflegeplanung, nicht in einem Leistungs- oder Durchführungsnachweis.

Legen Sie die Pflegeplanung bei der Begutachtung bereits als Kopie vor und überreichen Sie sie mit den Worten: »Die Planung haben wir für Sie kopiert. Hier steht der Bedarf und die Besonderheiten. Sie können diese Kopie gern für die Auswertung des Gutachtens mitnehmen.« Sollte der Gutachter nicht gewillt sein, diese Planung mitzunehmen, so sollten Sie sie an die MDK-Geschäftsstelle und die Pflegekasse schicken. Denn die Planung ist möglicherweise nachher ein wichtiger Beweis, wenn ein Widerspruch erforderlich wird.

80. Fehler: Die Pflegedokumentation wird nicht angeschaut

Immer noch und immer wieder gibt es Gutachter, die sich die Pflegedokumentation noch nicht einmal anschauen. Sie kommen zur Begutachtung, sehen sich den Pflegebedürftigen kurz an und sprechen mit den beteiligten Pflegepersonen/-kräften. Warum die Gutachter nicht in die Dokumentation sehen? Ich weiß es nicht genau. Aber Sie als beteiligte Pflegeperson/-kraft sollten das nicht länger so hinnehmen. Wie bereits im 78. Fehler geschildert, ist die Pflegedokumentation wesentlicher Bestandteil der Begutachtung. Sie muss, gemäß den Begutachtungs-Richtlinien (S. 31) geprüft und ausgewertet werden (vgl. 79. Fehler).

Wie will ein Gutachter dieser Verpflichtung der Auswertung und Prüfung der Fremdbefunde nachkommen, wenn er noch nicht einmal in die Pflegedokumentation hineinschaut?

Legen Sie also die Pflegeplanung bei der Begutachtung bereits in Kopie, denn sie ist bei einem Widerspruch möglicherweise ein wichtiger Beweis (vgl. 78. Fehler).

81. Fehler: Die Pflegeplanung wird nicht gewürdigt

Wie bei den vorangegangenen Fehlern bereits geschildert, gibt es Gutachter, die nicht in die Pflegedokumentation schauen. Es gibt Gutachter, die die Leistungsnachweise eingehend prüfen. Aber es gibt (wenn man den Schilderungen der Pflegekräfte folgt) kaum einen Gutachter, der die Pflegeplanung liest, überprüft und würdigt.

Das muss sich ändern. Als Pflegeperson/-kraft sollten Sie die Pflegeplanung bei der Begutachtung bereits in Kopie vorlegen (vgl. 78. Fehler). Nur in der Pflegeplanung steht der Pflegebedarf des Versicherten in seiner individuellen Versorgungssituation, mit all seinen Besonderheiten, Erschwernisfaktoren und krankheitsbedingten Pflegemaßnahmen.

82. Fehler: Die Pflegedokumentation wird angezweifelt

Einige Gutachter lesen nicht in der Dokumentation. Einige sagen den Pflege-personen/-kräften auch, was sie von der Dokumentation halten. Sie glauben den Schilderungen und Beschreibungen in der Pflegedokumentation nämlich nicht. Wenn nun, wie im 34. Fehler beschrieben, die Pflegeperson/-kraft den Pflegebedürftigen für den Gutachter besonders präpariert hat, kommt der Gutachter evtl. zu dem Schluss, hier geht etwas nicht mit rechten Dingen zu. Wenn man ihm schildert, der Pflegebedürftige würde sich mehrfach am Tag Kleidungsstücke in mehreren Schichten anziehen, dann erwartet er diese Handlung auch bei der Begutachtung anzutreffen. Setzt man ihm nun den ordentlich gekleideten Pflegebedürftigen vor, so kommt es evtl. zu Fehleinschätzungen.

> **Hinweis**
>
> Weisen Sie den Gutachter darauf hin, dass die Dokumentation eine Verpflichtung für jede Pflegeeinrichtung (ambulant, teil- und vollstationär) ist, die wahrheitsgemäß geführt wird.

Im Notfall müssen Sie den Gutachter damit konfrontieren und ihn fragen, wessen er die Pflegeeinrichtung nun beschuldigt, einer Urkundenfälschung, einer schriftlichen Falschaussage oder welchem Delikt (vgl. auch 83. Fehler) auch immer. Ich bin sicher, die Aussage: »In der Dokumentation wird so manches geschrieben«, wird so schnell nicht wiederholt werden.

83. Fehler: Die Pflegedokumentation wird nicht ordnungsgemäß geführt

Das Führen der Pflegedokumentation ist für alle Pflegeeinrichtungen verpflichtend. Dennoch nehmen es manche Pflegekräfte mit dem ordnungsgemäßen Führen dieser Papiere nicht ganz so genau. Sie schreiben kreuz und quer, erheben Daten später, füllen Lücken nach Belieben im Nachhinein aus, ergänzen Daten im Nachhinein, ohne dies zu deklarieren, biegen sich ihre Einträge zurecht etc.

All dies geschieht sicher nur äußerst selten mit vorausschauender Pflichtverletzung oder gar bewusst, um jemandem zu schaden. Aber auch unbewusste Zuwiderhandlungen sind Zuwiderhandlungen.

Wer ein Dokument schreibt, hat dies auch ordnungsgemäß nach den Grundsätzen der Dokumentationswahrheit und -klarheit zu tun. Ansonsten drohen mitunter drastische Strafen.

Die folgenden Auszüge sind den §§ 267, 268, 269, 270, 271 StGB (Strafgesetzbuch) entnommen.

§ 267 Urkundenfälschung

(1) Wer zur Täuschung im Rechtsverkehr eine unechte Urkunde herstellt, eine echte Urkunde verfälscht oder eine unechte oder verfälschte Urkunde gebraucht, wird mit Freiheitsstrafe bis zu drei Jahren oder mit Geldstrafe bestraft.

(2) Der Versuch ist strafbar.

(3) In besonders schweren Fällen ist die Strafe Freiheitsstrafe von sechs Monaten bis zu 10 Jahren.

§ 268 Fälschung technischer Aufzeichnungen

(1) Wer zur Täuschung im Rechtsverkehr
  a. Eine unechte technische Aufzeichnung herstellt oder eine technische Aufzeichnung verfälscht oder
  b. unechte oder verfälschte technische Aufzeichnung gebraucht, wird mit Freiheitsstrafe bis zu fünf Jahren oder mit Geldstrafe bestraft.
  c. Der Versuch ist strafbar.

§ 269 Fälschung beweiserheblicher Daten

(1) Wer zur Täuschung im Rechtsverkehr beweiserhebliche Daten so speichert oder verändert, dass bei ihrer Wahrnehmung eine unechte oder verfälschte Urkunde vorliegen würde, oder derart gespeicherte oder veränderte Daten gebraucht, wird mit Freiheitsstrafe bis zu fünf Jahren oder mit Geldstrafe bestraft.

(2) Der Versuch ist strafbar.

§ 270 Täuschung im Rechtsverkehr bei Datenverarbeitung

Der Täuschung im Rechtsverkehr steht die fälschliche Beeinflussung einer Datenverarbeitung im Rechtsverkehr gleich.

§ 271 Mittelbare Falschbeurkundung

(1) Wer bewirkt, dass Erklärungen, Verhandlungen oder Tatsachen, welche für Rechte oder Rechtsverhältnisse von Erheblichkeit sind, in öffentlichen Urkunden, Büchern, Dateien oder Registern als abgegeben oder geschehen beurkundet oder gespeichert werden, während sie überhaupt nicht oder in anderer Weise oder von einer Person in einer ihr nicht zustehenden Eigenschaft oder von einer anderen Person abgegeben oder geschehen sind, wird mit Freiheitsstrafe bis zu einem Jahr oder Geldstrafe bestraft.

9 DAS GUTACHTEN

84. Fehler: Annahme, man habe ein Recht auf das Gutachten

Viele Pflegeeinrichtungen schildern mir, dass sie immer das Gutachten anfordern und es häufig auch bekommen. Sie gehen davon aus, dass sie als beteiligte Leistungserbringer auch das Recht haben, dieses Gutachten zu bekommen.

Ein ähnliches Phänomen zeigt sich in der häuslichen Pflege. Dort fordern häufig Angehörige, die nicht Pflegepersonen im Sinne des Gesetzes sind (vgl. 97. Fehler), Unterlagen und auch das Gutachten bei der Pflegekasse an.

Beide, Pflegeeinrichtung und Angehörige, haben aber kein Recht auf das Gutachten. Auch wenn sie während der Begutachtung zur Auskunft über bestimmte Sachverhalte dabei sind, die gesetzliche Regelung darüber, wer einen Antrag stellen darf, ist klar: Der Versicherte und Antragsteller hat das Recht auf sein Gutachten gemäß § 18 Ab 3b SGB XI: »Der Antragsteller hat ein Recht darauf, dass mit dem Bescheid das Gutachten übermittelt wird.« Der Gutachter hat gemäß diesem Paragraf und der Begutachtungs-Richtlinien (S. 141) zu fragen, ob der Antragsteller die Zusendung des Gutachtens wünscht.

85. Fehler: Annahme, man könne sich einfach als Pflegeperson eintragen lassen

Im häuslichen Bereich sind oftmals mehrere Personen für einen Pflegebedürftigen tätig. Ihre Tätigkeiten sind von unterschiedlicher Qualität und Intensität und reichen von einmal wöchentlicher Hilfe beim Duschen über alle 14 Tage Haare waschen bis mehrfach am Tag auf die Toilette bringen und Essen reichen.

Oft wird hier nicht unterschieden, wer die Pflegeperson ist. Im Gegenteil, es möchten sich oft Personen eintragen lassen, die kaum pflegerisch handeln. Sie sind allein für den hauswirtschaftlichen Bereich, Einkaufen, Kochen und Putzen, zuständig.

> **Hinweis**
>
> Wer als Pflegeperson anerkannt werden und damit in den Genuss der sozialen Sicherung nach § 44 SGB XI kommen möchte, muss bestimmte Kriterien erfüllen. Diese sind gesetzlich geregelt (vgl. 97. Fehler) und die pflegerischen Tätigkeiten sind auf Seite 2 des Gutachtens vom Gutachter aufzulisten.

Dort wird eingetragen, welche Personen wie viele Stunden Pflege pro Woche leisten. Diese Pflegepersonen müssen mehr als 14 Stunden Pflege pro Woche leisten. Bei mehr als 21 Stunden und mehr als 28 Stunden wirkt sich das auf die Sozialleistungen und hier auf die Beitragszahlung zur Rentenversicherung aus.

Wenn mehrere Personen den Pflegebedürftigen versorgen und pflegen, sollten diese schauen, wer mehr als 14 Stunden Pflegezeit pro Woche aufbringt und somit als Pflegeperson mit allen Vorteilen im Gutachten eingetragen wird. Wer im Gutachten eingetragen wird, ist automatisch bei der Pflegekasse gemeldet und diese regelt alles Weitere.

86. Fehler: Annahme, es gäbe keine Rehabilitation für Pflegebedürftige

In den Begutachtungs-Richtlinien (S. 137) wird deutlich, dass der Gutachter bei der Begutachtung explizit auf die Möglichkeiten einer Rehabilitation eingehen muss. In Punkt 6.3 wird detailliert abgefragt, welche Möglichkeiten es gibt, welche körperliche Fähigkeit der Antragsteller hat, welche Indikation für eine Rehabilitation gegeben ist und welche Empfehlungen der Gutachter hierüber trifft.

Wenn ich bei Seminaren frage, wie mit diesem Punkt umgegangen wird, erhalte ich stets die gleiche Antwort: »Der Gutachter fragt gar nicht.« Das wiederum bedeutet, die Gutachter gehen den Weg des geringsten Widerstandes und kreuzen bei der Frage des Bedarfes einfach »nein« an, ohne jegliche Prüfung möglicher Verbesserungspotenziale. Das widerspricht eindeutig dem Pflegeversicherungsgesetz und sollte nicht hingenommen werden.

Wenn eine Empfehlung ausgesprochen wurde, muss die Krankenkasse des Antragstellers reagieren. Tut sie das nicht, zahlt sie Strafgebühr an die Pflegekasse. Gemäß § 40 SGB V muss die Krankenkasse € 3.072,- an die Pflegekasse zahlen, wenn binnen sechs Monaten nach der Empfehlung des Medizinischen Dienstes der Krankenversicherung notwendige Leistungen zur medizinischen Rehabilitation nicht erbracht worden sind.

> **Hinweis**
>
> Achten Sie bei jeder Begutachtung darauf, dass die Fragen zur Rehabilitationsfähigkeit und -notwendigkeit vom Gutachter einzeln abgefragt werden.

87. Fehler: Hilfsmittel sind bei der Einstufung kein Thema

Wenn ein Pflegebedürftiger zur Begutachtung aufgesucht wird, hat er evtl. schon ein Hilfsmittel. Aber ob dieses Hilfsmittel adäquat ist, ob es ausreicht oder erneuert werden muss, wird bei der Begutachtung meist nicht besprochen.

Die Pflegeperson/-kraft kommt selten auf die Idee, den Gutachter nach einem Hilfsmittel zu fragen. Schließlich geht sie davon aus, dass der Gutachter allein zur Einstufung hier ist.

Die Gutachter selbst fragen zwar immer nach den vorhandenen Hilfsmitteln, evtl. auch noch, wie diese eingesetzt werden. Doch kaum ein Gutachter fragt aktiv danach, ob dem Pflegebedürftigen noch ein weiteres, neueres oder anderes Hilfsmittel anzuraten ist.

In den Begutachtungs-Richtlinien (S. 84) und dem dazugehörigen Formulargutachten (Punkt 6.5) wird aber klar nach Empfehlungen an die Pflegekasse gefragt:

»D 6 Empfehlungen an die Pflegekasse/individueller Pflegeplan

Hier hat der Gutachter unter Würdigung der Ergebnisse der Pflegebegutachtung für den häuslichen und stationären Bereich Stellung zu nehmen, ob über die derzeitige Versorgungssituation hinaus ... präventive Maßnahmen, Heilmittel als Einzelleistungen (Physikalische Therapie, Ergotherapie, Stimm-, Sprech- und Sprachtherapie, podologische Therapie) oder eine Leistung zur medizinischen Rehabilitation (ambulante einschließlich mobile oder stationäre Rehabilitation) erforderlich sind.

Darüber hinaus sind hier über die derzeitige Versorgungssituation hinausgehend
- Vorschläge für Therapien, Leistungen zur Prävention und medizinischen Rehabilitation,
- Empfehlungen zu notwendigen Hilfsmitteln (§ 33 SGB V), Pflegehilfsmitteln und technischen Hilfen (§ 40 SGB XI),
- Vorschläge zur Verbesserung des individuellen Wohnumfeldes (§ 40 Abs. 4 SGB XI),
- Vorschläge über Art und Umfang der im Bereich der pflegerischen Leistungen im Einzelfall erforderlichen Hilfen

zu dokumentieren.«

Wenn bei der Begutachtung nach diesen Hilfsmitteln nicht gefragt wird bzw. der Gutachter keine Empfehlung abgibt, hat es der Versicherte später schwer, ein Hilfsmittel zu erhalten. Denn die Kassen wundern sich zu Recht, wenn der Gutachter beispielsweise im Juli feststellt, dass keine Hilfsmittel zu empfehlen sind, der Kasse aber bereits im August ein Rezept zur Anforderung eines Hilfsmittels auf den Tisch flattert.

Hinweis

Es ist daher sehr wichtig, dass die an der Begutachtung beteiligte Pflegeperson/-kraft den Gutachter direkt nach einer Empfehlung fragt, sofern ein Hilfsmittel erforderlich ist.

88. Fehler: Leistungen für Menschen mit eingeschränkter Alltagskompetenz werden separat geprüft

Zu jeder Begutachtung gehören Screening und Assessment zur Feststellung von Personen mit erheblich eingeschränkter Alltagskompetenz. Jeder Gutachter hat, gemäß Begutachtungs-Richtlinien (S. 105) zu prüfen, ob und wenn ja in welchem Umfang die zu begutachtende Person in ihrer Alltagskompetenz eingeschränkt ist. Das können Menschen mit Demenz sein, Menschen mit geistigen Behinderungen oder psychischen Störungen.

Die folgenden 13 Items sind bei jeder Begutachtung einzeln abzufragen:
1. Unkontrolliertes Verlassen des Wohnbereichs (Weglauftendenz)
2. Verkennen oder Verursachen gefährdender Situationen
3. Unsachgemäßer Umgang mit gefährlichen Gegenständen oder potenziell gefährdenden Substanzen
4. Tätlich oder verbal aggressives Verhalten in Verkennung der Situation
5. Im situativen Kontext inadäquates Verhalten
6. Unfähigkeit, die eigenen körperlichen und seelischen Gefühle oder Bedürfnisse wahrzunehmen
7. Unfähigkeit zu einer erforderlichen Kooperation bei therapeutischen oder schützenden Maßnahmen als Folge einer therapieresistenten Depression oder Angststörung
8. Störungen der höheren Hirnfunktionen (Beeinträchtigungen des Gedächtnisses, herabgesetztes Urteilsvermögen), die zu Problemen bei der Bewältigung von sozialen Alltagsleistungen geführt haben
9. Störung des Tag-/Nacht-Rhythmus
10. Unfähigkeit, eigenständig den Tagesablauf zu planen und zu strukturieren
11. Verkennen von Alltagssituationen und inadäquates Reagieren in Alltagssituationen
12. Ausgeprägtes labiles oder unkontrolliert emotionales Verhalten
13. Zeitlich überwiegend Niedergeschlagenheit, Verzagtheit, Hilflosigkeit oder Hoffnungslosigkeit aufgrund einer therapieresistenten Depression

Wenn Gutachter diese 13 Punkte nicht einzeln abfragen, bleibt die spannende Frage: Was kreuzen sie dann an?

10 DENK- UND MERKWÜRDIGES

89. Fehler: Annahme, die Begutachtungs-Richtlinien seien nicht erhältlich

Auch fast 20 Jahre nach Einführung der Pflegeversicherung begegnet mir in meiner Praxis noch oft Unwissenheit um das Thema Einstufung und Pflegeversicherung. Das ist bei den Laienpflegern nicht verwunderlich. Woher sollen sie die wesentlichen Informationen erhalten, wenn sie sich nicht selbst darum kümmern? Aber in der professionellen Pflege wundert mich das mitunter schon. Ich höre von Pflegekräften, dass sie nicht wüssten, ob und wie man an die Begutachtungs-Richtlinien herankommt.

> **Hinweis**
>
> Jeder Bürger hat das Recht auf die Begutachtungs-Richtlinien. Diese bekommt man im Internet unter mds-ev.de. Die Broschüre selbst ist kostenfrei. Es gibt sie per Download oder auch als Printprodukt, für das lediglich eine Versandkostenpauschale erhoben wird.

90. Fehler: Der Gutachter äußert sich zur Pflegestufe

Der Gutachter kommt einige Zeit nach der Antragstellung ins Haus. Die Pflegeperson/-kraft ist nach Wochen des Wartens (maximal fünf Wochen, vgl. 10. Fehler) natürlich gespannt, wie die Einstufung ausfällt. Deshalb fragt sie den Gutachter am Ende einer Begutachtung, zu welchem Ergebnis er gekommen sei und welche Pflegestufe nun zu erwarten sei.

Der Gutachter seinerseits möchte den Erwartungen Rechnung tragen und eröffnet häufig an Ort und Stelle, welche Pflegestufe zu erwarten ist.

Es ist natürlich nachvollziehbar, dass die Beteiligten ein großes Interesse am Begutachtungsergebnis haben. Jedoch ist hier klarzustellen, dass nicht der Gutachter die Pflegestufe festlegt. Er kann deshalb auch gar nichts dazu sagen.

Die Pflegestufe wird von der Pflegekasse per Bescheid erlassen. Der Sachbearbeiter der Pflegekasse erhält das Gutachten vom MDK, prüft die erhobenen Daten anhand einer Plausibilitätsprüfung und ermittelt die Pflegestufe. Die Pflegekasse kann bei Missverständnissen oder nicht plausiblen Erklärungen das Gutachten hinterfragen oder es an den MDK zur erneuten Prüfung zurückschicken. Denn die vom Gutachter ermittelten Ergebnisse und Empfehlungen sind für die Kasse keineswegs verbindlich.

Hinweis

Der Gutachter kann bei der Begutachtung lediglich die Pflegeminuten mitteilen, die er ermittelt hat und die er als Empfehlung an die Pflegekasse weiterreicht. Die Kasse legt die Stufe und Leistung fest, so steht es auch in den Begutachtungs-Richtlinien (S. 47, D 4.0): »Die Festlegung des Leistungsbeginns ist Aufgabe der Pflegekasse.«

91. Fehler: Annahme, wer körperlich fit ist, bekäme keine Pflegestufe

Es ist nicht die Frage, ob ein Mensch eine pflegerische Verrichtung des täglichen Lebens körperlich durchführen kann. Die Begutachtungs-Richtlinien sagen (S. 42): »Bezüglich der Feststellung der Pflegebedürftigkeit gilt Gleichbehandlung von körperlich und psychisch kranken Menschen sowie geistig und körperlich behinderten Menschen.« Anschließend wird deutlich, dass es nicht darauf ankommt, ob jemand körperlich in der Lage ist, eine Verrichtung allein durchzuführen, sondern ob die Person in der Lage ist, die Verrichtung ohne fremde Hilfe durchzuführen. Insofern muss die Frage nicht lauten, ob ein Pflegebedürftiger zum Ankleiden noch die Arme heben kann, sondern ob er noch in der Lage ist zu verstehen, was Ankleiden bedeutet.

> **Hinweis**
>
> Die Begutachtungs-Richtlinien (S. 43) sagen: »Maßgebend ist die Einschränkung der Fähigkeit, die regelmäßig wiederkehrenden Verrichtungen ohne personelle Hilfe vornehmen zu können. Hilfebedarf ist auch dann gegeben, wenn die Verrichtung zwar motorisch ausgeübt, jedoch deren Notwendigkeit nicht erkannt oder nicht in sinnvolles Handeln umgesetzt werden kann.« Es geht einzig und allein um die Frage, ob ein Mensch Hilfe bei einer Tätigkeit benötigt.

92. Fehler: Annahme, Sondenkost verhindere die Stufe III

»Pflegebedürftige, die per Sondenkost ernährt werden, können nicht in Stufe III eingestuft werden.« Diese und ähnliche Aussagen höre ich immer wieder. Entweder, weil Pflegepersonen/-kräfte selbst davon ausgehen, dass dies so sein muss, oder aber, weil sie es gehört haben.

Natürlich ist der Hilfebedarf eines Pflegebedürftigen, der per Sonde ernährt wird, geringer, als der Hilfebedarf bei einer oralen Nahrungsaufnahme. Für die Sondenkost werden gemäß Begutachtungs-Richtlinien 15 bis 20 Minuten pro Tag pauschal als Zeitorientierungswert angegeben, während für jede einzelne Nahrungsaufnahme einer Hauptmahlzeit bereits 15 bis 20 Minuten in Ansatz gebracht werden. Das bedeutet aber keineswegs, dass ein Pflegebedürftiger, der mit einer Sonde ernährt wird, nicht die erforderlichen 240 Minuten und die definierten Kriterien erfüllen kann.

Die Pflegestufen sind in § 15 im SGB XI klar geregelt: »Pflegebedürftige der Pflegestufe III (Schwerstpflegebedürftige) sind Personen, die bei der Körperpflege, der Ernährung oder der Mobilität täglich rund um die Uhr, auch nachts, der Hilfe bedürfen und zusätzlich mehrfach in der Woche Hilfen bei der hauswirtschaftlichen Versorgung benötigen.

Der Zeitaufwand, den ein Familienangehöriger oder eine andere nicht als Pflegekraft ausgebildete Pflegeperson für die erforderlichen Leistungen der Grundpflege und hauswirtschaftlichen Versorgung benötigt, muss wöchentlich im Tagesdurchschnitt in der Pflegestufe III mindestens fünf Stunden betragen; hierbei müssen auf die Grundpflege mindestens vier Stunden entfallen.«

Weitere Kriterien gibt es nicht.

> **Hinweis**
>
> Es gibt keinen Grund, warum ein Mensch mit einer PEG oder Sondenernährung nicht in Pflegestufe III eingestuft werden sollte, wenn er die gesetzliche Definition erfüllt. Wenn nämlich andere Bereiche außerhalb der Ernährung so aufwendig sind, dass der Pflegebedarf, z. B. bei der Blasen- und Darmentleerung oder der Mobilität (z. B. zweite Pflegekraft erforderlich) so hoch sind, dass die oben genannten Kriterien für die Stufe III erfüllt sind.

93. Fehler: Annahme, ein Katheter verhindere die Stufe III

Der Blasenverweilkatheter wird zwar nicht mehr so häufig gelegt wie noch vor zehn Jahren, lässt sich aber auch heute nicht immer vermeiden. Ob nun als transurethral (durch die Harnröhre) oder als suprapubischer (durch die Bauchdecke) Katheter.

Menschen, die einen Katheter haben, müssen natürlich weniger häufig die Toilette aufsuchen als Menschen ohne Katheter. Auch wenn ein Toilettengang oder ein Toilettentraining (vgl. 26., 49. und 54. Fehler) sicher fünf- bis achtmal pro Tag durchgeführt werden und der Katheterbeutel im Gegenzug nur zwei- bis dreimal geleert werden muss, bedeutet das noch lange nicht, dass Menschen mit Blasenkatheter nicht in die Pflegestufe III eingestuft werden können. Natürlich fehlen bei dem Punkt Ausscheidung erhebliche Minuten, wenn ein Pflegebedürftiger kein Inkontinenzprodukt trägt und keine Toilette aufsuchen muss.

Aber wenn ein Pflegebedürftiger alle Kriterien (vgl. 92. Fehler) erfüllt, die gesetzlich definiert sind, so muss er auch mit einem Katheter in Pflegestufe III eingestuft werden.

> **Hinweis**
>
> Es gibt kein »Ausschlusskriterium Katheter«, wenn andere Bereiche außerhalb der Ausscheidung so aufwendig sind, dass der Pflegebedarf, zum Beispiel bei der Ernährung, Körperpflege oder Mobilität, so hoch ist, dass die Kriterien für die Stufe III erfüllt sind.

94. Fehler: Annahme, ein Rollstuhlfahrer müsse mindestens in Stufe I eingestuft werden

Immer wieder erlebe ich es, dass Pflegepersonen/-kräfte völliges Unverständnis zeigen, wenn ein Mensch, der im Rollstuhl sitzt, nicht wenigstens in Stufe I eingruppiert wird. Schließlich könne dieser Mensch nicht oder nur eingeschränkt gehen und auch die Stehfähigkeit sei begrenzt.

Ein Mensch, der im Rollstuhl sitzt, ist aber möglicherweise mobil. Er kann sich im Rollstuhl selbstständig fortbewegen, innerhalb und möglicherweise außerhalb der Wohnung. Wer sich allein fortbewegen kann, hat keinen Hilfebedarf beim Gehen. Er kann allein zum Essen oder ins Bad fahren und auch außerhalb der Grundpflege ist dieser Mensch selbstständig mobil. Nur wenn ein Mensch beim Gehen Hilfe benötigt, ist das anrechenbar; aber nicht, wenn er beim Gehen irgendwelche Schwierigkeiten hat.

Insofern ist klar: Wenn ein Mensch sich im Rollstuhl allein fortbewegen kann, benötigt er keine Hilfe, und es ist auch kein Bedarf beim Gehen anzuerkennen. Wenn diese Person die weiteren Kriterien für die Stufe I nicht erfüllt, wird sie auch nicht eingestuft werden können. Die Kriterien für Stufe I gemäß § 15 SGB XI lauten: »Pflegebedürftige der Pflegestufe I (erheblich Pflegebedürftige) sind Personen, die bei der Körperpflege, der Ernährung oder der Mobilität für wenigstens zwei Verrichtungen aus einem oder mehreren Bereichen mindestens einmal täglich der Hilfe bedürfen und zusätzlich mehrfach in der Woche Hilfen bei der hauswirtschaftlichen Versorgung benötigen.

Der Zeitaufwand, den ein Familienangehöriger oder eine andere nicht als Pflegekraft ausgebildete Pflegeperson für die erforderlichen Leistungen der Grundpflege und hauswirtschaftlichen Versorgung benötigt, muss im

Tagesdurchschnitt in der Pflegestufe I mindestens 90 Minuten betragen; hierbei müssen auf die Grundpflege mehr als 45 Minuten entfallen.«

Wer diese Kriterien nicht erfüllt, kann auch nicht der Stufe I zugeordnet werden. Ein Rollstuhl allein genügt jedenfalls nicht.

> **Hinweis**
>
> In den Begutachtungs-Richtlinien (S. 42) ist zu lesen: »Es ist bei der Begutachtung zu berücksichtigen, dass nicht die Schwere der Erkrankung oder Behinderung, sondern allein der aus der konkreten Schädigung und Beeinträchtigung der Aktivitäten resultierende Hilfebedarf in Bezug auf die gesetzlich definierten Verrichtungen als Grundlage der Bestimmung der Pflegebedürftigkeit dient.«

95. Fehler: Annahme, eine Härtefallregelung gäbe es nur für Menschen im Wachkoma

Pflegebedürftige, die sich im Wachkoma (Phase F) oder dem sogenannten vegetativen Zustand befinden, sind sehr häufig in allen Bereichen des Lebens auf fremde Hilfe angewiesen. Diese nahezu absolute Hilflosigkeit verleitet die Pflegepersonen/-kräfte oftmals zu der Annahme, dass dies die Kriterien seien, um als Härtefall (§ 36 Abs. 4 SGB XI, § 43 Abs. 3 SGB XI; vgl. Härtefallrichtlinien nach § 17 Abs. 1 Satz 3 SGB XI), anerkannt zu werden.

Die Härtefallregelung wurde per 1. September 2006 geändert und lautet nun wie folgt (vgl. Begutachtungs-Richtlinien, S. 79): »Das zeitgleiche Erbringen der Grundpflege des Nachts durch mehrere Pflegekräfte ist so zu verstehen, dass wenigstens bei einer Verrichtung tagsüber und des Nachts neben einer professionellen mindestens eine weitere Pflegekraft, die nicht bei einem Pflegedienst beschäftigt sein muss (z. B. Angehörige), tätig werden muss. Durch diese Festlegung soll erreicht werden, dass nicht mehrere Pflegekräfte eines Pflegedienstes (§ 71 SGB XI) hier tätig werden müssen.

> **Hinweis**
>
> Für Härtefallregelungen reicht es neben dem Hilfebedarf der Pflegestufe III und der zusätzlich ständig erforderlichen Hilfe bei der hauswirtschaftlichen Versorgung aus, wenn eines der beiden Merkmale erfüllt wird:
> - die Hilfe bei der Körperpflege, der Ernährung oder der Mobilität ist mindestens 6 Stunden täglich, davon mindestens dreimal in der Nacht, erforderlich. Bei Pflegebedürftigen in vollstationären Pflegeeinrichtungen ist auch die auf Dauer bestehende medizinische Behandlungspflege zu berücksichtigen.
> Oder
> - die Grundpflege kann für den Pflegebedürftigen auch des Nachts nur von mehreren Pflegekräften gemeinsam (zeitgleich) erbracht werden.
>
> Jedes der beiden Merkmale erfüllt bereits für sich die Voraussetzungen eines qualitativ und quantitativ weit über das übliche Maß der Grundvoraussetzung der Pflegestufe III hinausgehenden Pflegeaufwandes.«

Somit ist klar, dass es keine bestimmten Krankheitsbilder gibt, die als Härtefall anerkannt werden. Genauso wenig, wie es Krankheitsbilder gibt, die auf keinen Fall als Härtefall anerkannt werden können. Jeder Pflegebedürftige, der mehr als 360 Minuten Grundpflegebedarf pro Tag hat und davon dreimal Hilfe in der Nacht oder die Hilfe von wenigstens zwei Personen in der Nacht benötigt (davon eine professionelle Hilfe), ist als Härtefall anzuerkennen. Das kann ein krankes und dazu noch hyperaktives »Schreikind« ebenso sein wie ein Pflegebedürftiger mit demenzieller Erkrankung. Aber natürlich auch ein Mensch in Phase F, dem sogenannten Wachkoma.

Wobei gerade die letzte Gruppe der Pflegebedürftigen sehr häufig künstlich ernährt wird und einen Blasenverweilkatheter besitzt. Diese beiden Versorgungssituationen, »Katheter« und »Sonde«, ersparen natürlich viele Minuten beim Toilettengang (vgl. 26. und 93. Fehler) und der Ernährung (vgl. 59. und 92. Fehler). Dennoch kann der Pflegebedarf auch mit Katheter und Sonde durch die individuelle Situation mit mehreren Erschwernisfaktoren, krankheitsbedingten Pflegemaßnahmen sowie durch den Bedarf an zwei oder gar drei Pflegepersonen/-kräften so hoch sein, dass die Zuordnung zum Härtefall möglich und nötig ist.

96. Fehler: Annahme, es gäbe unterschiedliche Regelungen beim MDK

In jedem Bundesland und sogar in jedem Gebiet oder Stadt höre ich von Teilnehmern meiner Seminare oder von Pflegepersonen/-kräften, dass der MDK-Mitarbeiter das aber ganz anders gesagt habe. Nun kann ich nicht wissen, was der einzelne MDK-Gutachter bei der Einstufung gesagt hat. Manches mag auch auf Missverständnissen zwischen den Beteiligten beruhen. Aber es ist mir auch schon passiert, dass ich MDK-Gutachter getroffen habe, die eine Stelle in den Begutachtungs-Richtlinien einfach frei interpretiert haben (vgl. z. B. 44. Fehler). Natürlich lassen die Begutachtungs-Richtlinien an einigen Stellen auch Interpretationen zu oder sind manchmal nicht eindeutig. Das führt aber nicht zwangsläufig dazu, dass jeder MDK-Mitarbeiter seine eigenen Spielregeln aufstellt.

Es empfiehlt sich daher dringend, immer in den Begutachtungs-Richtlinien nachzulesen, wo welche Aussage zum fraglichen Punkt steht. Darüber hinaus können Sie den Gutachter fragen, wo das, was er gerade gesagt hat, schriftlich niedergelegt ist. Immer dann, wenn jemand sagt: »Bei uns ist das anders«, muss man darauf hinweisen, dass das Prozedere zur Einstufung in ganz Deutschland gleich ist, von Flensburg bis Passau, von Dresden bis Saarbrücken.

> **Hinweis**
>
> Die »Begutachtungs-Richtlinien erläutern die Begutachtungskriterien und das Begutachtungsverfahren auf der Basis des SGB XI. Sie sichern bundesweit einheitliche Maßstäbe für die Begutachtung. Nach dem Gesetz sind regionale Abweichungen nicht zulässig«, heißt es (S. 16, C).

Es gibt nur ein SGB XI und nur einmal die Begutachtungs-Richtlinien für alle, ambulant wie teil- und vollstationär, für professionell Pflegende wie auch Laienpfleger.

97. Fehler: Annahme, Menschen mit Demenz seien kein Härtefall

Der Härtefall ist in einer eigens dafür geschaffenen Härtefallrichtlinie geregelt, nachzulesen in den Begutachtungs-Richtlinien (S. 168). Dort wird zum einen ersichtlich, welcher Hilfebedarf gegeben sein muss, um als Härtefall anerkannt zu werden. Anderseits werden auch besondere Bedingungen dargelegt, wie ein Pflegebedürftiger der Stufe III auch ohne Erreichen der 360 Minuten von der Härtefallregelung profitieren kann.

> **Hinweis**
>
> In den Begutachtungs-Richtlinien (S. 171) heißt es: »Voraussetzung für die Anerkennung eines Härtefalles ist, dass stationär versorgte Schwerstpflegebedürftige mit außergewöhnlich hohem Pflegeaufwand (Ziffer 4) zur Deckung ihres Pflegebedarfs zusätzliche Kosten aufbringen müssen. Das kann der Fall sein, wenn sich die vollstationäre Pflegeeinrichtung konzeptionell auf einen Personenkreis mit außergewöhnlich hohem Pflegeaufwand spezialisiert hat (z. B. auf Wachkomapatienten) und einen Pflegesatz der Pflegeklasse III berechnet, der den verbundenen personellen Mehraufwand von vornherein einkalkuliert und deutlich über den Pflegesätzen der Pflegeklasse III liegt, die in nicht spezialisierten vollstationären Pflegeeinrichtungen erhoben werden. Dies gilt auch für vollstationäre Pflegeeinrichtungen, die eine wirtschaftlich getrennt geführte, selbständige Abteilung für Schwerstpflegebedürftige mit außergewöhnlich hohem Pflegeaufwand und eigenständigem Pflegesatz eingerichtet haben, der über dem außerhalb dieser Abteilung berechneten Satz der Pflegestufe III liegt.«

Das bedeutet, es muss nicht zwangsläufig eine Wohngruppe für Menschen im Wachkoma sein, es könnte auch ein Wohnbereich für Menschen mit Demenz sein. Wenn auf diesem Wohnbereich für Menschen mit Demenz ein Pflegebedürftiger der Stufe III mehr Heimentgelt für die Pflege zahlen muss als ein Heimbewohner mit Stufe III eines anderen Wohnbereichs, dann wird der Pflegebedürftige auf dem Sonderwohnbereich in die Härtefallregelung aufgenommen. Hintergrund ist das Grundentstehungsprinzip der Pflegeversicherung. Es wurde eigens dafür geschaffen, pflegebedürftige Menschen in ihrer Pflegesituation finanziell zu unterstützen.

98. Fehler: Pflegebedürftige erwarten umfassende Serviceleistungen

Ein Pflegeheimplatz kostet im Schnitt knapp € 100,- pro Tag. Das ist für viele Pflegebedürftige unerschwinglich. Andere müssen ihre eisernen Reserven angreifen, um die monatlichen Heimkosten decken zu können. Aufgrund dieser finanziellen Schieflage und weil € 3.000,- im Monat tatsächlich viel Geld sind, stehen viele Pflegebedürftige auf dem Standpunkt, dass sie das Recht haben, sich umfassend bedienen zu lassen.

Aber auch im ambulanten Sektor berichten Pflegekräfte, dass die Pflegebedürftigen eine gewisse Erwartungshaltung einnehmen. Wenn der Pflegebedürftige nicht in eigener Person die Ansprüche erhebt, so tun dies die Angehörigen.

So trifft, ambulant wie stationär, die hohe Erwartungshaltung der Pflegebedürftigen oder deren Vertreter auf den Anspruch der Pflegekräfte, eine aktivierende Pflege durchzuführen.

Die professionell, also gegen Entgelt Pflegenden, haben den gesetzlichen Auftrag, aktivierend zu pflegen. Sie sollen vorhandene Ressourcen erhalten und verloren gegangene Fähigkeit sofern möglich auch reaktivieren. Das bedeutet, dass die Pflegekraft den Pflegebedürftigen natürlich auffordern wird, sich das Gesicht und den Oberkörper selbst zu waschen, sich die Zähne zu putzen oder sich zu kämmen und anzuziehen. Dies ist sowohl der gesetzliche Auftrag gemäß § 28 SGB XI als auch das Ziel einer jeden professionell agierenden Pflegekraft.

Dem Pflegebedürftigen muss dieser Aktivierungsauftrag und der Sinn dieser Vorgehensweise erläutert werden. Wenn irgend möglich, sollte der Pflegeplan mit den gesteckten Pflegezielen natürlich miteinander abgesprochen werden, um Missverständnisse in der Pflege frühzeitig auszumerzen.

Am Schluss sei hier noch erwähnt, dass die Pflege eines Pflegebedürftigen nicht von ihm selbst, sondern vielmehr von der Pflegeversicherung getragen wird.

Die € 3.000,- Heimkosten bei Pflegestufe III trägt nahezu zur Hälfte (€ 1.550,-) die Pflegeversicherung. Der Pflegebedürftige bezahlt den Rest:
- Unterkunft: Miete, Strom, Wasser, Gas, Schornsteinfeger, Müllabfuhr, Reinigung der Wohnung, Wäsche waschen, bügeln und in den Schrank legen etc.
- Verpflegung: Essensversorgung und Getränke

- Investition: das Dach über dem Kopf; die Klingel, die er beliebig oft betätigen kann; das Bett, in dem er liegt und andere Ausstattungen

Wenn man davon ausgeht, dass ein Heimbewohner für dieses Paket € 1.568,- bezahlt, dann ist das durchaus günstig. Zu Hause wäre eine Vollpension für knapp € 50,- am Tag wohl nur schwer zu erreichen.

Auch Aussagen wie »Das Heim ist so teuer wie ein Hotel!«, muss klar widersprochen werden. Ich kenne kein Hotel in Deutschland, in dem man für € 50,- pro Tag leben kann, bekocht wird, Getränke angereicht bekommt, wo zudem noch die Wäsche gewaschen und gebügelt in den Schrank gelegt wird.

Die Aussage, die ambulante Versorgung sei günstiger als jedes Heim, ist auch mit den oben angeführten Argumenten außer Kraft zu setzen. Wer versucht, für € 50,- am Tag eine Person zu finden, die wäscht, putzt, die Miete bezahlt, einkauft und die Wohnungsnebenkosten bezahlt, wird vergeblich suchen.

Hinweis

Im Schnitt kostet ein Heimplatz für Stufe III rund € 3.000,- pro Monat, € 100,- pro Tag oder € 4,- pro Stunde. Davon bezahlt die Pflegeversicherung die Hälfte. Macht rund € 2,- pro Stunde, die ein Pflegebedürftiger für das »All-inclusive-Paket« zahlen muss, und dafür wird er natürlich auch aktiviert. Ich kenne Parkhäuser, die teurer sind. Und dort wird mein Auto nicht einmal beaufsichtigt.

99. Fehler: Annahme, Menschen mit Demenz werden schlechter eingestuft als andere

»Nur körperliche Gebrechen führen zur Einstufung«, sagte Dr. Peter Pick (Chef des MDS) in einem Interview mit dem Spiegel (Heft 19/2005). Bei dem Artikel ging es vorwiegend darum, dass die Pflegeheime keine wirkliche Alternative zur ambulanten Versorgung darstellen, weil viele befragte Betroffene sich negativ über die dortigen Versorgungssituationen äußerten. Einige haben die pflegebedürftigen Angehörigen sogar aus dem Heim wieder nach Hause geholt; andere wollten den Weg zum Pflegeheim erst gar nicht einschlagen. Natürlich wünscht man sich, zu Hause alt werden und sterben zu dürfen. Aber dieser Wunsch ist nicht immer realisierbar. Heime sind sicher nicht alle so schlecht wie ihr Ruf.

Doch zurück zu Pick: Auch viele Pflegepersonen/-kräfte sind der Meinung, dass nur körperliche Gebrechen zu einer Einstufung führen können und dass Menschen mit eingeschränkter Alltagskompetenz durch die Maschen der Pflegeversicherung fallen. In Fort- und Weiterbildungseinrichtungen sah ich sogar schon Plakate, auf denen zu lesen stand: »Die Pflegeversicherung hat die Verwirrten vergessen.«

Ich kann diese Aussagen nur bedingt nachvollziehen. Wenn dem so wäre, dürfte kein geistig Behinderter, kein demenziell Erkrankter, kein schizophrener oder manisch depressiver Mensch in Deutschland eine Pflegestufe haben. Doch auch diese Menschen wurden und werden eingestuft.

> **Hinweis**
>
> Die Pflegeversicherung hat die Verwirrten nicht vergessen und auch in den Begutachtungs-Richtlinien sind dieser Personengruppe der geistig Behinderten und psychisch Kranken sowie gerontopsychiatrisch veränderten Menschen ganze Seiten gewidmet.

Hier einige Auszüge:
- Seite 57: »Entfernt sich z. B. ein unruhiger Demenzkranker beim Waschen aus dem Badezimmer, so ist auch die benötigte Zeit für ein beruhigendes Gespräch, das die Fortsetzung des Waschens ermöglicht, zu berücksichtigen.«
- Seite 53: »Bei leichteren Erkrankungen genügt z. B. die einfache Aufforderung zur Einnahme einer Mahlzeit, bei schweren Erkrankungen hingegen muss bei jedem einzelnen Bissen dazu aufgefordert werden, Nahrung vom Teller aufzunehmen, die Gabel zum Mund zu nehmen und zu kauen. Bei unruhigen Menschen ist es Aufgabe der Pflegeperson, eine oder mehrere Unterbrechungen der alltäglichen Verrichtungen so kurz wie möglich zu halten und zur zielgerichteten Beendigung anzuleiten.«
- Seite 112: »Für den Personenkreis der psychisch kranken Menschen und der geistig behinderten Menschen kommen vorrangig die Hilfeleistun-

gen Beaufsichtigung und Anleitung zur Anwendung, die bei der Festlegung der Zeitorientierungswerte nicht zugrunde gelegt worden sind. Abweichungen von den Zeitorientierungswerten, hin zu einem höheren Zeitaufwand für die Beaufsichtigung und Anleitung sind zu erwarten und müssen entsprechend begründet werden (siehe Punkt D 4.0/III./8. ›Besonderheiten der Ermittlung des Hilfebedarfs bei Menschen mit psychischen Erkrankungen oder geistigen Behinderungen‹). Dennoch kann der in jedem Einzelfall jeweils individuell festzustellende Zeitaufwand für Beaufsichtigung und Anleitung zumindest bei einzelnen Verrichtungen innerhalb der Zeitkorridore liegen.«

Diese Textstellen beweisen, dass allein der im Einzelfall bestehende Hilfebedarf des Versicherten maßgeblich ist. Es ist für die Einstufung von untergeordneter Wichtigkeit, ob jemand seine Nahrung nicht allein aufnehmen kann, weil er keine Arme hat, oder ob er Hilfe benötigt, weil er nicht weiß, wie das Essen in seinen Mund gelangen kann. Für die Hilfe bei der Nahrungsaufnahme werden 15 bis 20 Minuten pro Hauptmahlzeit als Hilfebedarf angesetzt. Diese Zeiten können je nach individueller Versorgungssituation natürlich nach oben und unten variiert werden.

Wenn ein Pflegebedürftiger die Nahrung nicht zum Mund führen kann, weil er keine Arme hat, so reichen die 15 bis 20 Minuten womöglich aus, um ihm das Essen anzureichen. Wenn aber ein Pflegebedürftiger bei jedem Bissen aufgefordert werden muss, die Gabel zum Mund zu führen, zu kauen und zu schlucken, wenn er immer wieder zum Sitzenbleiben aufgefordert werden muss, immer wieder ermutigt und angeleitet, noch einen Bissen zu sich zu nehmen und noch einen Schluck zu trinken, werden die 15 bis 20 Minuten sicher nicht ausreichen.

100. Fehler: Annahme, alle Gutachter seien kompetent

Jeder, der an der Pflege und Begutachtung beteiligt ist, geht stillschweigend davon aus, dass Gutachter die Fachleute in der Begutachtungspraxis sind und sich entsprechend gut auskennen. Das mag für viele Gutachter zutreffen. Aber es gilt sicher nicht für alle. Sicher haben Sie sich auch schon mal gefragt, wie es zu der einen oder anderen Aussage des Gutachters kommen konnte.

Das Problem ist zuerst ein menschliches, dann ein fachliches. Nicht jeder, der einen Beruf ausübt, ist auch für diese Art Arbeit geeignet. Nicht jeder Automechaniker ist ein guter Automechaniker, nicht jeder Bäcker ein guter Bäcker, nicht jede Pflegefachkraft eine gute Pflegefachkraft. So kann man auch nicht davon ausgehen, dass jeder MDK-Gutachter ein guter MDK-Gutachter ist.

Ein fachliches Problem kommt möglicherweise noch hinzu, begründet in der Einarbeitung. Die Gutachter müssen entweder Mediziner sein oder ein Examen in der Alten- und/oder Krankenpflege haben. Darüber hinaus werden die Mitarbeiter des MDK zwar eingearbeitet und gehen mit einem Gutachter mit, um vor Ort eingearbeitet zu werden. Auf jeden Fall aber finden keine, wie viele Pflegepersonen/-kräfte denken, aufwendigen Schulungen statt. Es wird vielmehr darauf vertraut, dass diese MDK-Gutachter die Begutachtungs-Richtlinien selbstständig und intensiv lesen, durcharbeiten und von einem (hoffentlich) guten Gutachter in die Begutachtungspraxis eingearbeitet werden.

Wenn man dieses Vorgehen auf die Pflege überträgt, bedeutet das, dass eine Pflegefachkraft eingestellt wird, die die gesammelten Werke – von der Einarbeitungscheckliste über Standards und Richtlinien bis zu den Verfahrensanweisungen und der Pflegedokumentationen – ausgehändigt bekommt und dann mit einem (hoffentlich) guten Kollegen mitgeht und sich einarbeiten lässt. Man kann nun sagen, so ist das auch in der Praxis und das reicht. Aber wie wahrscheinlich ist es, dass der neue Mitarbeiter alles durchliest und bearbeitet?

> **Hinweis**
>
> Sie müssen sich zum Glück nicht allein darauf verlassen, dass der Gutachter alles weiß. In jedem Fall sollten Sie immer die Begutachtungs-Richtlinien parat und schon intensiv gelesen haben. So können Sie diese Richtlinien bei Fragen oder Diskussionen heranziehen und mit dem Gutachter über die vorliegenden Fakten sprechen.

Wenn man sich zudem die nachfolgende Fortbildungsmatrix anschaut, wird schnell klar: Es wird wenig geschult. Es erfolgt ein Learning by doing mit »strukturiertem Selbststudium« wie auch immer der einzelne das auslegt.

Denk- und Merkwürdiges

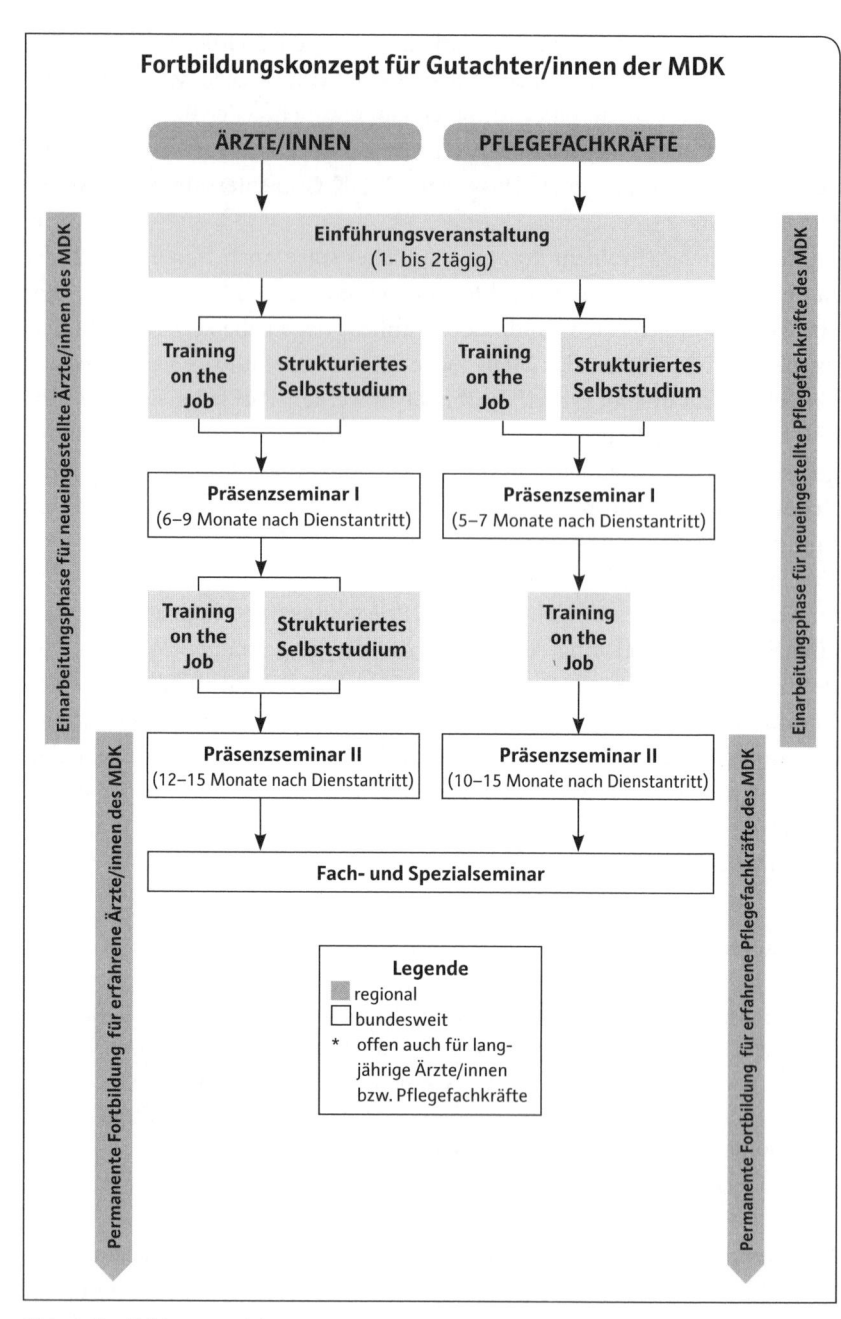

Fortbildungskonzept für Gutachter/innen der MDK

```
                    ÄRZTE/INNEN              PFLEGEFACHKRÄFTE
                          │                         │
                          └────────────┬────────────┘
                                       ▼
                          Einführungsveranstaltung
                               (1- bis 2tägig)
```

- Einarbeitungsphase für neueingestellte Ärzte/innen des MDK
- Einarbeitungsphase für neueingestellte Pflegefachkräfte des MDK
- Permanente Fortbildung für erfahrene Ärzte/innen des MDK
- Permanente Fortbildung für erfahrene Pflegefachkräfte des MDK

Ärzte/innen:
- Training on the Job / Strukturiertes Selbststudium
- Präsenzseminar I (6–9 Monate nach Dienstantritt)
- Training on the Job / Strukturiertes Selbststudium
- Präsenzseminar II (12–15 Monate nach Dienstantritt)

Pflegefachkräfte:
- Training on the Job / Strukturiertes Selbststudium
- Präsenzseminar I (5–7 Monate nach Dienstantritt)
- Training on the Job
- Präsenzseminar II (10–15 Monate nach Dienstantritt)

Fach- und Spezialseminar

Legende
- ▨ regional
- ☐ bundesweit
- * offen auch für langjährige Ärzte/innen bzw. Pflegefachkräfte

Abb. 1: Fortbildungsmatrix.

LITERATUR

Medizinischer Dienst des Spitzenverbandes Bund der Krankenkassen e.V. (MDS) & GKV-Spitzenverband (2013). Richtlinien des GKV-Spitzenverbandes zur Begutachtung von Pflegebedürftigkeit nach dem XI. Buch des Sozialgesetzbuches (Begutachtungs-Richtlinien – BRi) vom 21.03.1997, in der Fassung vom 07. 08.2013. Essen

König, J. (2013). MDK – Mit dem Gutachter eine Sprache sprechen. 7. Auflage. Hannover: Schlütersche

Strafgesetzbuch in der Fassung der Bekanntmachung vom 13. November 1998 (BGBl. I S. 3322), das durch Artikel 5 Absatz 18 des Gesetzes vom 10. Oktober 2013 (BGBl. I S. 3799) geändert worden ist. Im Internet: www.gesetze-im-internet.de

Pick, P.: In: »Wohin mit Omi«. In: Der Spiegel 19/2005. Hamburg: Gruner + Jahr

REGISTER

Abwehrverhalten 53
Aktivierung 62
Anleitung 9, 62, 64, 77
–, Zeitbedarf 32
Antragsteller 12

Beaufsichtigung 9, 34, 62, 64
Bedarf, pflegebegründender 30
Bedürfnisse, individuelle 55
Begutachtung 36
–, Ort 39
–, Zeitpunkt 38
Besonderheiten, individuelle 27
Blasenverweilkatheter 103

Diagnosen
–, medizinische 89
–, pflegebegründende 89
Dokumentationswahrheit,
  Grundsätze 93

Eilbegutachtung 43
Einsicht, fehlende 52
Erkrankter, demenziell 52, 67
Erschwernisfaktoren, allgemeine 49
Erstgutachten 16

Falschaussage, schriftliche 45
Fortbildungsmatrix 113

Ganzkörperwäsche 88
Gehen, Definition 86
Gespräche, beruhigende 69
Grundbedürfnisse 71

Grundpflegebedarf, nächtlicher 72
Gutachten 23, 95
–, nach Aktenlage 14
Gutachter
–, Besuch 19
–, Fachkompetenz 113

Härtefall 108
Härtefallregelung 105
Härtefallrichtlinie 108
Heimkosten 109
Hilfebedarf 52, 74
–, anrechenbarer 54
–, außerhalb der Grundpflege 57
Hilfe bei der Nahrungsaufnahme
  81
Hilfsmittel 97
Höherstufungsantrag 12

Inkontinenzproduktwechsel 59, 82
Intimpflege 84

Kleidung 40
Kompressionsverband, Berechnung
  47

Lebenserfahrung 29
Leistung 74
Leistungsnachweis 90

Menschen mit eingeschränkter
  Alltagskompetenz 99
Minutenwerte 22
Motivation, mangelnde 52

Nachrangigkeitsprinzip 17
Nahrungsaufnahme 67

Pflegebedarf 91
–, vorgetäuschter 37
Pflegebedürftigkeit, Anspruch 101
Pflegedokumentation 21, 89, 91, 92
Pflegekasse
–, Leistungspflicht 17
–, Vordrucke 9
Pflegemaßnahmen
–, krankheitsbedingte 46
–, verrichtungsbezogene krankheitsspezifische 48
Pflegeperson 95
Pflegeplanung 20
Pflegestufe, Bescheid 17
Pflege, überversorgende 29
Pflegeversicherung, Antrag 9
Pflegezeitbemessung 27
Plausibilitätsprüfung 89
Prophylaxen 63
Psychisch Kranke, Besonderheiten 51

Rasur 68
Rehabilitation 96

Selbstständig, Definition 75
Sondenkost 67, 102

Teilkörperwäsche 87

Toilettengang 31
Toilettentraining 31
Transfer, Definition 79

Übernahme
–, teilweise 62, 78
–, vollständige 9, 33, 62
Unterkörperpflege 61
Unterstützung, Definition 76

Verrichtung
–, anrechenbare 10
–, Berechnung 26
–, Häufigkeit 30
–, nächtliche 72
–, Obergrenzen 31
–, Unterbrechung 52

Wachkoma 105
Wahrnehmungsstörungen 52
Wasserlassen 59
Weglauftendenzen 51
Widerspruch 14
–, Begründung 15
Wohnung
–, Definition 65, 85
–, Verlassen der 65
–, Wiederaufsuchen 66

Zeitorientierungswerte 22, 23
Zubereitung, mundgerechte 80

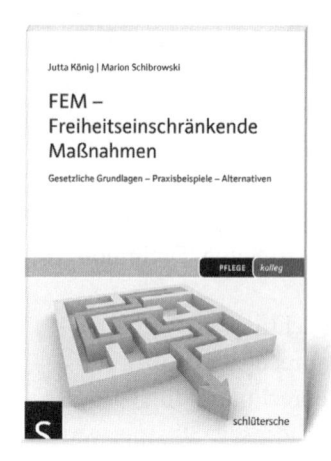

Jutta König | Marion Schibrowski

FEM – Freiheitseinschränkende Maßnahmen

Gesetzliche Grundlagen – Praxisbeispiele – Alternativen

2013. 164 Seiten
14,8 x 21,0 cm, kartoniert
ISBN 978-3-89993-320-8
€ 18,95 [D]

- Kompakter Ratgeber in Sachen FEM
- Tipps für die tägliche Praxis
- Alternativen für ein Plus an Lebensqualität

FEM – das lässt sich mit »freiheitseinschränkenden Maßnahmen« genauso gut übersetzen wie mit »Freiheit eines Menschen«. Denn es gibt Alternativen zu Maßnahmen wie Bettgittern, Sitzgurten oder augenfälligen Protektoren, um vor allem Menschen mit Demenz zu schützen.

Dieses Buch liefert Beispiele und vor allem viele Alternativen, die in der Praxis zu mehr Lebensqualität führen, ohne den Sicherheitsaspekt zu vernachlässigen:
Biografiearbeit, Redufix, Werdenfelser Weg, Leitlinie FEM.

Die Autorinnen tragen kurz und kompakt das grundlegende Wissen zusammen. Sie informieren über die aktuelle Rechtsprechung, über Sinn und Unsinn von Fixierungen. Und sie beweisen: Rund ein Drittel aller Maßnahmen kann entfallen, wenn Pflegende ihre Haltung ändern. Die Lektüre dieses Buches ist ein guter Anfang auf diesem Weg.

www.buecher.schluetersche.de
Änderungen vorbehalten.

schlütersche

Jutta König

100 Tipps zur Sturzprophylaxe

Pflegerische Aufgaben.
Sichere Dokumentationen.
Haftungs- und Rechtsfragen.

2014. 132 Seiten
14,8 x 21,0 cm, kartoniert
ISBN 978-3-89993-815-9
€ 14,95

Auch als E-Book erhältlich.

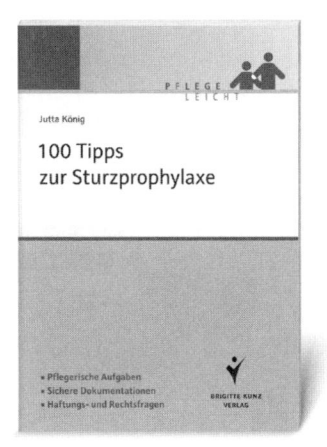

- Wertvolle Tipps zum Umgang mit Sturzrisiken und Stürzen
- Impulse für eine verständliche und vollständige Pflegedokumentation
- Wertvolle Tipps für Regressansprüche und bei Haftungsproblemen

Stürze von Pflegebedürftigen sind häufige Ereignisse – und sie sind zurecht gefürchtet. Denn jeder Sturz eines Pflegebedürftigen bringt Pflegekräfte in Zugzwang: Sie müssen die Risiken einschätzen, jeden Sturz analysieren und daraus Verbesserungsmaßnahmen ableiten.

Gleichzeitig gehört ein Sturz zum allgemeinen Lebensrisiko jedes Menschen. Ein Sturz lässt sich nicht immer verhindern. Auch Pflegebedürftige brauchen Bewegungsfreiheit. Wie also gelingt es, Sicherheit und Freiheit gleichermaßen zu gewährleisten? Was tun, wenn ein Pflegebedürftiger immer wieder stürzt?

Dieses kompakte Buch zeigt typische Probleme des Pflegealltags und gibt Tipps zu Alternativen. Leicht verständlich informiert es darüber, wie Risiken eingeschätzt werden, wie nach einem Sturz zu verfahren ist, welche Maßnahmen erfolgen sollten und wie die Dokumentation aussehen muss. Auch das Thema Haftungsrecht wird in seinen Auswirkungen für die Pflege dargestellt.

www.buecher.schluetersche.de
Änderungen vorbehalten.

BRIGITTE KUNZ VERLAG

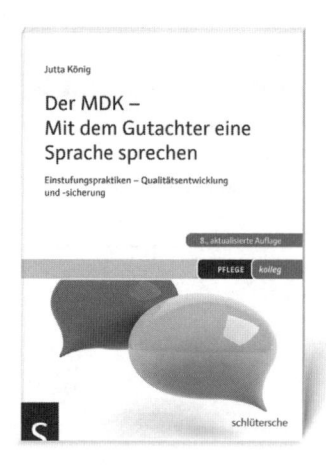

Jutta König

Der MDK – Mit dem Gutachter eine Sprache sprechen

Einstufungspraktiken – Qualitätsentwicklung und -sicherung

8., aktualisierte Auflage

Erscheint 2014. 400 Seiten,
14,8 x 21,0 cm, kartoniert
ISBN 978-3-89993-338-3
ca. € 24,95 [D]

Auch als E-Book erhältlich.

- Das kompakte Nachschlagewerk für Pflegekräfte
- Der Leitfaden für die korrekte Einstufung
- Die Basis für eine nachhaltige Qualitätssicherung

Wer mit dem MDK reden will, muss dessen Sprache sprechen. Mit diesem Standardwerk ist das einfacher als gedacht.

Umfassend und aktuell werden die Maßnahmen der Qualitätssicherung, die Qualitätsprüfungsrichtlinien und der Prozess der Qualitätsprüfung dargestellt. Ein eigener Buchteil widmet sich der Einstufung und ihren Bedingungen.

Ob Leitungskraft oder Mitarbeiter – Hier findet jeder die verlässlichen Informationen für den Alltag und den Besuch des MDK.

Sprechen Sie doch einfach MDK und sichern Sie sich gute Noten.

www.buecher.schluetersche.de
Änderungen vorbehalten.

schlütersche